U0308434

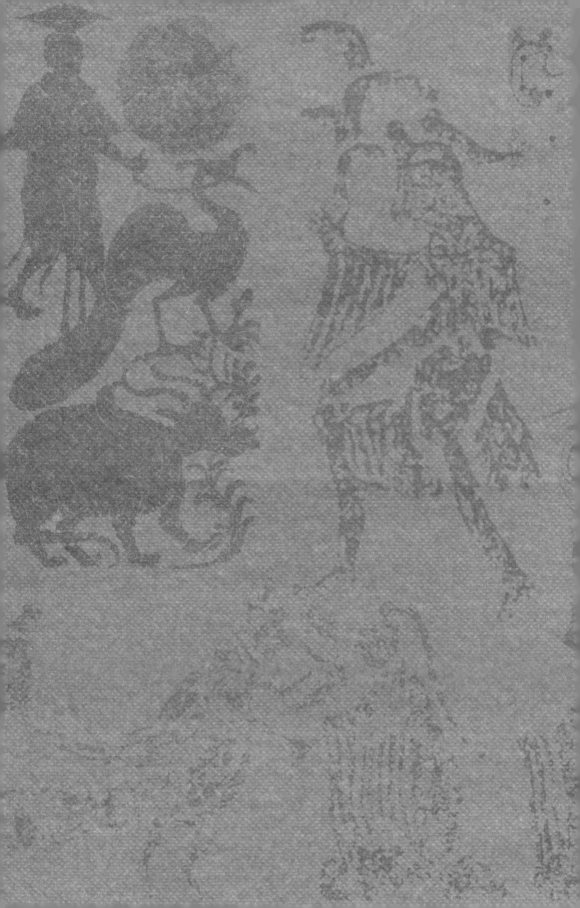

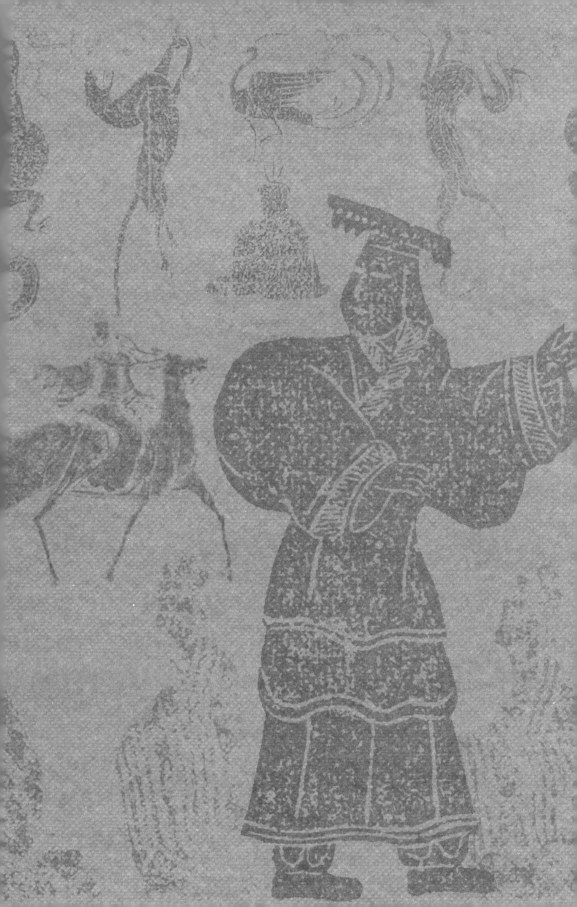

中国古医籍整理丛书

两 都 医 案

明·倪士奇 撰

王友和 惠 磊 袁普卫 赵仁龙 王晓琳 校注

中国中医药出版社

·北 京·

图书在版编目（CIP）数据

两都医案/（明）倪士奇撰；王友和等校注. —北京：中国中医药出版社，2016.12

（中国古医籍整理丛书）

ISBN 978 - 7 - 5132 - 3720 - 8

Ⅰ.①两… Ⅱ.①倪… ②王… Ⅲ.①医案 - 汇编 - 中国 - 明代 Ⅳ.①R249.48

中国版本图书馆 CIP 数据核字（2016）第 254892 号

中 国 中 医 药 出 版 社 出 版
北京市朝阳区北三环东路 28 号易亨大厦 16 层
邮政编码 100013
传真 010 64405750
保定市中画美凯印刷有限公司印刷
各地新华书店经销
*
开本 710×1000 1/16 印张 9 字数 79 千字
2016 年 12 月第 1 版 2016 年 12 月第 1 次印刷
书 号 ISBN 978 - 7 - 5132 - 3720 - 8
*
定价 29.00 元
网址 www.cptcm.com

国家中医药管理局
中医药古籍保护与利用能力建设项目
组织工作委员会

主 任 委 员 王国强

副 主 任 委 员 王志勇　李大宁

执行主任委员 曹洪欣　苏钢强　王国辰　欧阳兵

执行副主任委员 李　昱　武　东　李秀明　张成博

委　　　员

各省市项目组分管领导和主要专家

（山东省）武继彪　欧阳兵　张成博　贾青顺

（江苏省）吴勉华　周仲瑛　段金廒　胡　烈

（上海市）张怀琼　季　光　严世芸　段逸山

（福建省）阮诗玮　陈立典　李灿东　纪立金

（浙江省）徐伟伟　范永升　柴可群　盛增秀

（陕西省）黄立勋　呼　燕　魏少阳　苏荣彪

（河南省）夏祖昌　刘文第　韩新峰　许敬生

（辽宁省）杨关林　康廷国　石　岩　李德新

（四川省）杨殿兴　梁繁荣　余曙光　张　毅

各项目组负责人

王振国（山东省）　王旭东（江苏省）　张如青（上海市）

李灿东（福建省）　陈勇毅（浙江省）　焦振廉（陕西省）

蔡永敏（河南省）　鞠宝兆（辽宁省）　和中浚（四川省）

项目专家组

顾　问　马继兴　张灿玾　李经纬

组　长　余瀛鳌

成　员　李致忠　钱超尘　段逸山　严世芸　鲁兆麟
　　　　郑金生　林端宜　欧阳兵　高文柱　柳长华
　　　　王振国　王旭东　崔　蒙　严季澜　黄龙祥
　　　　陈勇毅　张志清

项目办公室（组织工作委员会办公室）

主　任　王振国　王思成

副主任　王振宇　刘群峰　陈榕虎　杨振宁　朱毓梅
　　　　刘更生　华中健

成　员　陈丽娜　邱　岳　王　庆　王　鹏　王春燕
　　　　郭瑞华　宋咏梅　周　扬　范　磊　张永泰
　　　　罗海鹰　王　爽　王　捷　贺晓路　熊智波

秘　书　张丰聪

前　言

　　中医药古籍是传承中华优秀文化的重要载体，也是中医学传承数千年的知识宝库，凝聚着中华民族特有的精神价值、思维方法、生命理论和医疗经验，不仅对于传承中医学术具有重要的历史价值，更是现代中医药科技创新和学术进步的源头和根基。保护和利用好中医药古籍，是弘扬中国优秀传统文化、传承中医学术的必由之路，事关中医药事业发展全局。

　　1949 年以来，在政府的大力支持和推动下，开展了系统的中医药古籍整理研究。1958 年，国务院科学规划委员会古籍整理出版规划小组在北京成立，负责指导全国的古籍整理出版工作。1982 年，国务院古籍整理出版规划小组召开全国古籍整理出版规划会议，制定了《古籍整理出版规划（1982—1990）》，卫生部先后下达了两批 200 余种中医古籍整理任务，掀起了中医古籍整理研究的新高潮，对中医文化与学术的弘扬、传承和发展，发挥了极其重要的作用，产生了不可估量的深远影响。

　　2007 年《国务院办公厅关于进一步加强古籍保护工作的意见》明确提出进一步加强古籍整理、出版和研究利用，以及

"保护为主、抢救第一、合理利用、加强管理"的方针。2009年《国务院关于扶持和促进中医药事业发展的若干意见》指出，要"开展中医药古籍普查登记，建立综合信息数据库和珍贵古籍名录，加强整理、出版、研究和利用"。《中医药创新发展规划纲要（2006—2020)》强调继承与创新并重，推动中医药传承与创新发展。

2003~2010年，国家财政多次立项支持中国中医科学院开展针对性中医药古籍抢救保护工作，在中国中医科学院图书馆设立全国唯一的行业古籍保护中心，影印抢救濒危珍本、孤本中医古籍1640余种；整理发布《中国中医古籍总目》；遴选351种孤本收入《中医古籍孤本大全》影印出版；开展了海外中医古籍目录调研和孤本回归工作，收集了11个国家和2个地区137个图书馆的240余种书目，基本摸清流失海外的中医古籍现状，确定国内失传的中医药古籍共有220种，复制出版海外所藏中医药古籍133种。2010年，国家财政部、国家中医药管理局设立"中医药古籍保护与利用能力建设项目"，资助整理400余种中医药古籍，并着眼于加强中医药古籍保护和研究机构建设，培养中医古籍整理研究的后备人才，全面提高中医药古籍保护与利用能力。

在此，国家中医药管理局成立了中医药古籍保护和利用专家组和项目办公室，专家组负责项目指导、咨询、质量把关，项目办公室负责实施过程的统筹协调。专家组成员对古籍整理研究具有丰富的经验，有的专家从事古籍整理研究长达70余年，深知中医药古籍整理研究的重要性、艰巨性与复杂性，履行职责认真务实。专家组从书目确定、版本选择、点校、注释等各方面，为项目实施提供了强有力的专业指导。老一辈专家的学术水平和智慧，是项目成功的重要保证。项目承担单位山东中医药大学、南京中医药大学、上海中医药大学、福建中医药大学、浙江省中医药研究院、陕西省中医药研究院、河南省中医药研究院、辽宁中医药大学、成都中医药大学及所在省市中医药管理部门精心组织，充分发挥区域间互补协作的优势，并得到承担项目出版工作的中国中医药出版社大力配合，全面推进中医药古籍保护与利用网络体系的构建和人才队伍建设，使一批有志于中医学术传承与古籍整理工作的人才凝聚在一起，研究队伍日益壮大，研究水平不断提高。

本着"抢救、保护、发掘、利用"的理念，该项目重点选择近60年未曾出版的重要古医籍，综合考虑所选古籍的保护价值、学术价值和实用价值。400余种中医药古籍涵盖了医经、基础理论、诊法、伤寒金匮、温病、本草、方书、内科、外科、女科、儿科、伤科、眼科、咽喉口齿、针灸推拿、养生、医案医话医论、医史、临证综合等门类，跨越唐、宋、金元、明以迄清末。全部古籍均按照项目办公室组织完成的行业标准《中医古籍整理规范》及《中医药古籍整理细则》进行整理校注，绝大多数中医药古籍是第一次校注出版，一批孤本、稿本、抄本更是首次整理面世。对一些重要学术问题的研究成果，则集中收录于各书的"校注说明"或"校注后记"中。

"既出书又出人"是本项目追求的目标。近年来，中医药古籍整理工作形势严峻，老一辈逐渐退出，新一代普遍存在整理研究古籍的经验不足、专业思想不坚定等问题，使中医古籍整理面临人才流失严重、青黄不接的局面。通过本项目实施，搭建平台，完善机制，培养队伍，提升能力，经过近5年的建设，锻炼了一批优秀人才，老中青三代齐聚一堂，有效地稳定了研究队伍，为中医药古籍整理工作的开展和中医文化与学术的传承提供必备的知识和人才储备。

本项目的实施与《中国古医籍整理丛书》的出版，对于加强中医药古籍文献研究队伍建设、建立古籍研究平台，提高古籍整理水平均具有积极的推动作用，对弘扬我国优秀传统文化，推进中医药继承创新，进一步发挥中医药服务民众的养生保健与防病治病作用将产生深远影响。

第九届、第十届全国人大常委会副委员长许嘉璐先生，国家卫生计生委副主任、国家中医药管理局局长、中华中医药学会会长王国强先生，我国著名医史文献专家、中国中医科学院马继兴先生在百忙之中为丛书作序，我们深表敬意和感谢。

由于参与校注整理工作的人员较多，水平不一，诸多方面尚未臻完善，希望专家、读者不吝赐教。

国家中医药管理局中医药古籍保护与利用能力建设项目办公室

二〇一四年十二月

许 序

　　"中医"之名立，迄今不逾百年，所以冠以"中"字者，以别于"洋"与"西"也。慎思之，明辨之，斯名之出，无奈耳，或亦时人不甘泯没而特标其犹在之举也。

　　前此，祖传医术（今世方称为"学"）绵延数千载，救民无数；华夏屡遭时疫，皆仰之以度困厄。中华民族之未如印第安遭染殖民者所携疾病而族灭者，中医之功也。

　　医兴则国兴，国强则医强。百年运衰，岂但国土肢解，五千年文明亦不得全，非遭泯灭，即蒙冤扭曲。西方医学以其捷便速效，始则为传教之利器，继则以"科学"之冕畅行于中华。中医虽为内外所夹击，斥之为蒙昧，为伪医，然四亿同胞衣食不保，得获西医之益者甚寡，中医犹为人民之所赖。虽然，中国医学日益陵替，乃不可免，势使之然也。呜呼！覆巢之下安有完卵？

　　嗣后，国家新生，中医旋即得以重振，与西医并举，探寻结合之路。今也，中华诸多文化，自民俗、礼仪、工艺、戏曲、历史、文学，以至伦理、信仰，皆渐复起，中国医学之兴乃属必然。

迄今中医犹为国家医疗系统之辅，城市尤甚。何哉？盖一则西医赖声、光、电技术而于20世纪发展极速，中医则难见其进。二则国人惊羡西医之"立竿见影"，遂以为其事事胜于中医。然西医已自觉将入绝境：其若干医法正负效应相若，甚或负远逾于正；研究医理者，渐知人乃一整体，心、身非如中世纪所认定为二对立物，且人体亦非宇宙之中心，仅为其一小单位，与宇宙万象万物息息相关。认识至此，其已向中国医学之理念"靠拢"矣，虽彼未必知中国医学何如也。唯其不知中国医理何如，纯由其实践而有所悟，益以证中国之认识人体不为伪，亦不为玄虚。然国人知此趋向者，几人？

国医欲再现宋明清高峰，成国中主流医学，则一须继承，一须创新。继承则必深研原典，激清汰浊，复吸纳西医及我藏、蒙、维、回、苗、彝诸民族医术之精华；创新之道，在于今之科技，既用其器，亦参照其道，反思己之医理，审问之，笃行之，深化之，普及之，于普及中认知人体及环境古今之异，以建成当代国医理论。欲达于斯境，或需百年欤？予恐西医既已醒悟，若加力吸收中医精粹，促中医西医深度结合，形成21世纪之新医学，届时"制高点"将在何方？国人于此转折之机，能不忧虑而奋力乎？

予所谓深研之原典，非指一二习见之书、千古权威之作；就医界整体言之，所传所承自应为医籍之全部。盖后世名医所著，乃其秉诸前人所述，总结终生行医用药经验所得，自当已成今世、后世之要籍。

盛世修典，信然。盖典籍得修，方可言传言承。虽前此50余载已启医籍整理、出版之役，惜旋即中辍。阅20载再兴整理、出版之潮，世所罕见之要籍千余部陆续问世，洋洋大观。

今复有"中医药古籍保护与利用能力建设"之工程，集九省市专家，历经五载，董理出版自唐迄清医籍，都400余种，凡中医之基础医理、伤寒、温病及各科诊治、医案医话、推拿本草，俱涵盖之。

噫！璐既知此，能不胜其悦乎？汇集刻印医籍，自古有之，然孰与今世之盛且精也！自今而后，中国医家及患者，得览斯典，当于前人益敬而畏之矣。中华民族之屡经灾难而益蕃，乃至未来之永续，端赖之也，自今以往岂可不后出转精乎？典籍既蜂出矣，余则有望于来者。

谨序。

第九届、十届全国人大常委会副委员长

许嘉璐

二〇一四年冬

王 序

　　中医学是中华民族在长期生产生活实践中，在与疾病作斗争中逐步形成并不断丰富发展的医学科学，是中国古代科学的瑰宝，为中华民族的繁衍昌盛作出了巨大贡献，对世界文明进步产生了积极影响。时至今日，中医学作为我国医学的特色和重要医药卫生资源，与西医学相互补充、相互促进、协调发展，共同担负着维护和促进人民健康的任务，已成为我国医药卫生事业的重要特征和显著优势。

　　中医药古籍在存世的中华古籍中占有相当重要的比重，不仅是中医学术传承数千年最为重要的知识载体，也是中医为中华民族繁衍昌盛发挥重要作用的历史见证。中医药典籍不仅承载着中医的学术经验，而且蕴含着中华民族优秀的思想文化，凝聚着中华民族的聪明智慧，是祖先留给我们的宝贵物质财富和精神财富。加强对中医药古籍的保护与利用，既是中医学发展的需要，也是传承中华文化的迫切要求，更是历史赋予我们的责任。

　　2010年，国家中医药管理局启动了中医药古籍保护与利用能力建设项目。这既是传承中医药的重要工程，也是弘扬优秀民族文化的重要举措，不仅能够全面推进中医药的有效继承和创新发展，为维护人民健康做出贡献，也能够彰显中华民族的璀璨文化，为实现中华民族伟大复兴的中国梦作出贡献。

相信这项工作一定能造福当今，嘉惠后世，福泽绵长。

国家卫生和计划生育委员会副主任

国家中医药管理局局长

中华中医药学会会长

王国强

二〇一四年十二月

马 序

　　新中国成立以来，党和国家高度重视中医药事业发展，重视古籍的保护、整理和研究工作。自 1958 年始，国务院先后成立了三届古籍整理出版规划小组，分别由齐燕铭、李一氓、匡亚明担任组长，主持制订了《整理和出版古籍十年规划（1962—1972）》《古籍整理出版规划（1982—1990）》《中国古籍整理出版十年规划和"八五"计划（1991—2000）》等，而第三次规划中医药古籍整理即纳入其中。1982 年 9 月，卫生部下发《1982—1990 年中医古籍整理出版规划》，1983 年 1 月，中医古籍整理出版办公室正式成立，保证了中医古籍整理出版规划的实施。2002 年 2 月，《国家古籍整理出版"十五"（2001—2005）重点规划》经新闻出版署和全国古籍整理出版规划领导小组批准，颁布实施。其后，又陆续制定了国家古籍整理出版"十一五"和"十二五"重点规划。国家财政多次立项支持中国中医科学院开展针对性中医药古籍抢救保护工作，文化部在中国中医科学院图书馆专门设立全国唯一的行业古籍保护中心，国家先后投入中医药古籍保护专项经费超过 3000 万元，影印抢救濒危珍、善、孤本中医古籍 1640 余种，开展了海外中医古籍目录调研和孤本回归工作。2010 年，国家财政部、国家中医药管理局安排国家公共卫生专项资金，设立了"中医药古籍保护与利用能力建设项目"，这是继 1982~1986 年第一批、第二批重要中医药古籍整理之后的又一次大规模古籍整理工程，重点整理新中国成立后未曾出版的重要古籍，目标是形成并普及规范的通行本、传世本。

为保证项目的顺利实施，项目组特别成立了专家组，承担咨询和技术指导，以及古籍出版之前的审定工作。专家组中的许多成员虽逾古稀之年，但老骥伏枥，孜孜不倦，不仅对项目进行宏观指导和质量把关，更重要的是通过古籍整理，以老带新，言传身教，培养一批中医药古籍整理研究的后备人才，促进了中医药古籍保护和研究机构建设，全面提升了我国中医药古籍保护与利用能力。

作为项目组顾问之一，我深感中医药古籍保护、抢救与整理工作的重要性和紧迫性，也深知传承中医药古籍整理经验任重而道远。令人欣慰的是，在项目实施过程中，我看到了老中青三代的紧密衔接，看到了大家的坚持和努力，看到了年轻一代的成长。相信中医药古籍整理工作的将来会越来越好，中医药学的发展会越来越好。

欣喜之余，以是为序。

中国中医科学院研究员

马继兴

二〇一四年十二月

校注说明

《两都医案》，二卷，明代倪士奇撰。倪士奇，字复贞，明末江苏人，生卒年不可考。自幼习儒，天资聪颖，曾有志于仕途，后得其父教诲，乃矢志医学，于是精研经典，行医于京口。又经友人荐引，在北京、南京等地悬壶，名传遐迩。晚年精选其平生所治验案而成《两都医案》。

《两都医案》为倪士奇医案的选编，分为"北案"和"南案"，"北案"记录倪氏行医燕都（北京）之验案，"南案"则记录倪氏行医南都（南京）之验案，因称"两都医案"。书中"北案"在前，文前有何如宠、姚康、傅恪三人的序及自序。"南案"在后，文前有方拱乾、吴光义、叶绍颙、韩德四人的序。据姚康序，《两都医案》成书不晚于崇祯七年（1634），据叶绍颙序，其刊行则不早于明崇祯十四年（1641）。

《中国中医古籍总目》著录《两都医案》有明崇祯刻本，北案与南案俱全，无目录，藏浙江省图书馆。全书载案69则，其中北案36则，南案33则。北案中另载有其家传应验方药千金化痞膏神应方、琥珀丸，以及医论"内痈辩验论"一则、医话"治处子发热咳嗽吐血吐痰"一则。所涉病种包括内、外、妇、儿、针灸等科，且多系疑似难解之症，如痰厥、痰滞、下痢、中风、难产、阳痿、不育等病证，诊察能详究病机、辨别疑难，治疗则因病施方、针药并用，有一定学术特色与临床参考价值。《中国中医古籍总目》又著录该书有巢念修抄本，内容仅为南案，有目录，藏上海中医药大学图书馆。

本次整理以明崇祯刻本为底本，以巢念修抄本（简称"巢抄本")为主校本。

1. 采用现代标点方法，对原书进行标点。

2. 采用简体横排形式。

3. 凡异体字、俗字、古字，予以径改，不出注。

4. 凡一般笔画之误，予以径改，不出注。

5. 通假字保留原字，于首见处出注说明。

6. 底本中讹、夺、衍、倒之处，信而有征者，予以改正，并出校说明；无确切证据者，出校存疑。

7. 原书中字词疑难或生疏者，予以简注。

8. 原书中引用前代文献或典故者，简注并说明其出处。

9. 原书中药名不规范者，酌予规范。

10. 原书底本无目录，巢念修抄本仅为南案，有目录。今南案目录依巢念修抄本，北案目录仿南案目录格式新编，合为全书目录，置于正文前。

11. 正文合为一体，前标"北案""南案"以存原书之大例。

12. 原书中何如宠序、姚康序、傅恪序及自序在"北案"前，方拱乾序、吴光义序、叶绍颙序、韩德序在"南案"前，依其内容并无南北之别，今统一置于书前，而以自序殿后。

13. 原书卷题下有"南徐倪士奇复贞父著"题署，今一并删去。

序

　　殷中军①善脉理，以惩于赴小吏之急，遂罢不为②，此何旨耶？乃汉善医者许胤宗③，其每治显人④辄不效，于是诸显人之问医者，必鱼服⑤就之。以殷之精言玄理，而不能申齐物⑥之旨于小吏，是恶知簪缨⑦俗物复政⑧不足以溷⑨胤宗哉？吾乡广陵为古佳丽地，多通人名士，而复贞以医起，故大司空王公太蒙雅重君，挟与之京师，于是复贞之名遂倾都。顾其人，风流霞举⑩，酷似宋庞安常，入其室者如寓目书画船⑪，兰气袭人。虽不至安常之治楼船，载歌舞，而品茶击筑⑫之会无虚日，士大

---

　　①　殷中军：殷浩，东晋大臣，善谈玄理，曾任中军将军，因称。

　　②　以惩……遂罢不为：《世说新语·术解》载殷浩早年精于医术，中年废弃。后有小吏求其为自己的母亲治病，殷浩为诊脉处方，随即痊愈，殷浩却从此焚烧医书，再不为人治病。惩，戒止。

　　③　汉善医者许胤宗：按许胤宗为南朝刘宋至唐贞观间人，以医术著名，精通脉诊。事见《旧唐书》及《新唐书》之方技传。据文义，"汉"字当作"叹"。

　　④　显人：达官显贵。

　　⑤　鱼服：即"白龙鱼服"，指微服。典出《说苑·正谏》："昔白龙下清冷之渊，化为鱼，渔者豫且射中其目。"

　　⑥　齐物：指庄子《齐物论》，言万物本质为一。

　　⑦　簪缨：古时世家显宦的冠饰，借指高官显宦。

　　⑧　政：同"正"。《墨子·节葬下》孙诒让闲诂："政、正通。"

　　⑨　溷（hùn 混）：打扰。

　　⑩　霞举：风度轩昂貌。

　　⑪　书画船：北宋米芾精于书画，其在江淮发运司任职时，曾于船上揭牌，称"米家书画船"。此处用以赞美倪士奇的风格气质。

　　⑫　筑：古时一种击弦乐器。

夫益昵就①之，不啻当时苏黄②诸家之急③安常也。予久息影龙眠④，一⑤行入都，遂数为阴阳所侮，门人杨太学以君至，所沾上池之润⑥良多。盖君之客燕者逾十年矣，乃顷忽告还里，一时好君者多赠之言。予尝与论庞许⑦异同，君曰：正同。予笑曰：苏黄虽不登三事⑧，亦宋冠簪⑨，君以何证安常之不急显人耶？君曰：安常所急者，忠孝激千秋、文章冠一代之苏黄，而岂冠簪之苏黄哉？予洒然⑩甚嘉其言。得此一言，遂证成一时士大夫之与君游从者，皆得附苏黄之后。赠君者虽善为言，宁能酬君之为诸君赠者乎？夫医不足以尽君，顾润生利物⑪，则是道也，固玉京金地⑫之先资。而第意存广大，则终不能不诫君之无为许胤宗，乃⑬姚文学休那⑭，则又诫君之无为殷中军。

---

① 昵就：亲近。
② 苏黄：苏轼与黄庭坚。按苏轼与黄庭坚、庞安时皆有交往，庞安时曾为苏轼治病，并同游黄州清泉寺。黄庭坚曾为庞安时《伤寒总病论》作序。
③ 急：重视。
④ 息影龙眠：喻退隐闲居。
⑤ 一：一经。
⑥ 上池之润：即"上池之水"，典出《史记·扁鹊仓公列传》："饮是以上池之水，三十日当知物矣。"
⑦ 庞许：庞安时与许叔微。
⑧ 三事：指三公，即太师、太傅、太保。典出《诗经·小雅·雨无正》。
⑨ 冠簪：古时着冠用簪子固定在发髻上，后喻仕宦。
⑩ 洒然：欣然。
⑪ 利物：利人。物，众人。
⑫ 玉京金地：道家称元始天尊所居为"玉京"，佛教称菩萨所居为"金地"。
⑬ 乃：可是。
⑭ 姚文学休那：姚康，字休那，桐城人，明代诸生，何如宠的朋友，崇祯十三年（1640）举贤良方正，不就。明末清兵南下，史可法督师扬州，自荐入幕，为之筹划。告假返乡时扬州城破，史可法死节，姚康深以为憾，作《忍死录》，终于忧郁而死。文学，指精通儒家经典之人。

盖文学以去岁病暑几殆，赖君而起，而君适用诸家推毂①通籍武英耳。夫君尚不肯以一翰林学士目苏子瞻、黄鲁直，即文学安能以一武英秘书目庞安常哉？君言留滞此中者遂久②，此归一看月二十四桥③，便当更作黄山、白岳④游，一洗尘土肠胃，然则文学之言与予之言，皆足以赠君者也，而特不足以赠君之归。赠君之归，直不许春明道上人⑤下语。

少保⑥大学士芝岳老人宠⑦题

---

① 推毂：推荐。典出《史记·魏其武安侯列传》。

② 遂久：久。遂，久。

③ 二十四桥：古桥名，在今江苏扬州。

④ 白岳：齐云山的别称，在今安徽休宁境内。

⑤ 春明道上人：仕途中人。春明，指春明门，唐代长安城东郭的城门，靠近兴庆宫。

⑥ 少保：太子少保，辅导太子的官员，实际为官员的赠官或虚衔。

⑦ 芝岳老人宠：何如宠，字康侯，号芝岳，桐城人，万历二十六年（1598）进士，官至礼部尚书、武英殿大学士。

两都医案叙

似仙似人，似庄似戏，宁有如秦越人之于医者乎？闻邯郸贵妇人，即为带下医；周重老人，即为耳目痹医；入咸阳，闻爱小儿，即为小儿医。不急病者，而急病病①者，此所治必其俗之所重，此殊不类有道所为。当今之世莫贱②乎士，乃予之困于燕，独赖复贞而起，岂以时病予病者为何相国耶？近复贞来视相国，临淮，予得与寻燕中盟③，因问复贞于轩岐家言，近又得何三昧④在南中，所游何人，复贞不及对，但摇手言苦。嗟乎！吾于是知有善学下惠⑤之鲁男子⑥，则必有善学秦越人之复贞。夫复贞之苦此者，望名高也。世惟趣啖名，则所治必虢太子，必赵简子，而后足以昌。吾道即如复贞之见名苦，我辈又岂得忧士贱哉？然士亦正苦不贱。自越人有医国之言后，世士之挂侈心者，不独以其所事事啖名，而至敢以其非所事事者啖天下名。故往往布衣疏野，而好与⑦人家国，抵巇⑧公卿，腾

两都医案叙

一

---

① 病病：以病为忧。典出《老子·七十一章》。

② 贱：地位低下。

③ 盟：约定。意为倪士奇在燕地为姚康治病得愈，二人有再见之约。

④ 三昧：梵文音译，意为"正定"，即屏除杂念，心不散乱，专注一境，此指独得的奥妙。

⑤ 下惠：柳下惠，春秋时鲁国贤人，史书载其人有操守，曾"坐怀不乱"。

⑥ 鲁男子：谓男子品行端正，不趁人之危。典出《诗经·小雅·巷伯》毛传。

⑦ 与：亲近。

⑧ 抵巇（xià 下）：投机钻营。巇，缝隙。

其口说，此惟士之不甘为贱以至此。予所见新都一老叟，以医行长安，中年①七十矣，其间以目为耳②者如千年，又以一目任两目者如千年，乃一目所入，从其口出，足给耳食者千百人。假喷血吐火③，遂为清时④一蠹，然其说皆诡托医国。使复有医医国者，如赵威后⑤不知于议处於陵仲子之外，更设何律以待此等？如复贞之医，既足令为士者不悲贱，而又能令士者不敢贵，即谓之医国。亦可顾复贞之可敬在不言医国而言医，其奇如背浿水⑥，其重如出祁山⑦，其候脉如师旷⑧之听歌风⑨。而复贞家广陵，与之游者如日⑩，相从景夷⑪之台而闻涛声，则又其善转世间心病于刀圭之外者也。凡平生所起人不尽述，而独

---

① 中年：隔年。

② 以目为耳：谓凡事躬亲，不凭言传。

③ 喷血吐火：谓一些貌似有理的不经之论。

④ 清时：太平盛世。

⑤ 赵威后：战国时期赵惠文王的王后，赵孝成王的母亲。赵惠文王去世后，赵威后曾临朝听政。《战国策·齐策四》载赵威后与齐国使者谈及齐国贤人於陵仲子，表现出卓越的政治见解。后，原作"侯"，据《战国策·齐策四》改。

⑥ 背浿水：西汉初韩信与张耳以数万人在井陉（今属河北）背水（浿水）列阵，打破赵军二十万，杀赵将陈余，擒杀赵王歇。浿水，今浿河，在今河北南部。

⑦ 出祁山：指诸葛亮出祁山伐魏事。

⑧ 师旷：春秋时乐师，生而盲，精音律，为人所重。

⑨ 听歌风：《左传·襄公十八年》载晋人闻报楚军来犯，师旷认为不必担忧，曰："吾骤歌北风，又歌南风。南风不竞，多死声，楚必无功。"言其人精通乐理之出神入化。

⑩ 如日：即"就之如日"，谓接近他就像沐浴阳光的温暖一样。《史记·五帝本纪》："帝尧者放勋（尧帝名'放勋'），其仁如天，其知如神。就之如日，望之如云。"唐代司马贞索隐："如日之照临，人咸依就之，若葵藿倾心以向日也。"

⑪ 景夷：古台名，见汉代枚乘《七发》。

其验诸两都者百有案，是又且以自苦者复为人苦耶？姚子曰：世有得复贞书而并得其所谓苦者，是为能佩复贞印。

崇祯甲戌①寒食前三日龙眠②友弟姚康题于濠上之庄子台

---

① 崇祯甲戌：崇祯七年（1634）。
② 龙眠：山名，即龙眠山，在桐城境内。

两都医案叙

儒者皓首攻一经，鲜克深入。至于三坟①悠邈，孰案而覆之？《山坟》言君臣民物，阴阳兵象；《气坟》言归藏生动，长育生杀；《形坟》言天地日月，山川云气。孔安国②曰：伏羲、神农、黄帝之书，谓之三坟，言大道也。伏羲画八卦而演之为《易》，神农一日遇七十毒而《本草》兴，黄帝与岐伯相问难而《素问》出。秦以《易》列之卜，《本草》《素问》列之医。汉唐以来尊《易》为五经之首，布在学宫，用以试士，而炎轩秘典轻掷如故，则何也？仲尼有言：通天地人曰儒③。而医亦有之，上知天文，下知地理，中知人事，天有九星，地有九州，人有九藏，故立九道脉，以应天地阴阳之数，此医之三才也。而药亦有之，上品一百二十种为君药，主养命以应天；中品一百二十种为臣，主养性以应人；下品一百二十五种为佐使，主治病以应地，此药之三才也。而寿亦有之，人之寿，天元六十，地元六十，人元六十，共一百八十岁。天元之寿，精气不耗者得之；地元之寿，起居有常者得之；人元之寿，饮食有度者得之。此寿之三才也。余雅④好摄生，研精方技。迩来眩晕，诸

---

① 三坟：古时称伏羲、神农、黄帝的文献为"三坟"，宋人称其书为《山坟》《气坟》《形坟》。坟，典籍之称。

② 孔安国：西汉人，孔子十世孙，汉武帝时奉诏为《古文尚书》作传，此下语见《古文尚书序》。

③ 通天地人曰儒：语见《法言·君子》。

④ 雅：素来。

医用风门药。闻京口①倪复贞先生名，何相国、民部②范玺卿、方太史亟称不置，迎之诊视。曰：是无异故，但微疾耳，法宜养血健脾理气，一匕而愈，翩翩然游山水之间，如御虚③矣。则揖而赞复贞安。所受此方，复贞曰：唯唯否否④。先大父⑤遇异人，授砭石之秘，世传方书，如出诸口。人之壮弱，年之老少，患之浅深，势之缓急，方所不载，以意度之，十不失一二。故气有必疏，有不必疏；火有必清，有不必清；风有必祛，有不必祛，岂刀圭中语哉？余闻之悚然，曰：古称世医，称神授，称通仙道，有本哉？言之乎。然复贞之言，非直⑥身病也。譬之人国⑦，当物力匮诎、公私凋敝之时，而有壅阏⑧跋戾之疾，则必滋其根本，调其元气，而乃屑屑⑨焉。克核⑩之，是求峻之，法罔而繁之，条教其不为，复贞之所笑者几希。故复贞之术，以之医国可也已。而内子亦病兼风与气，又迎诊之，用清气养血调经之剂，取次⑪获效。予暮年学医，北面事之。复贞谓《本草》《素问》，儒者《四书》本经也，熟此而后，入门不差。哀其所撰著《南北医案》示余，捧诵卒业，按脉议方，按

---

① 京口：古地名，即今江苏镇江。
② 民部：户部。
③ 御虚：在云天中自在游行。虚，天空。
④ 唯唯否否：形容一味顺应，不敢说出自己的意见。
⑤ 大父：祖父。
⑥ 直：仅仅。
⑦ 人国：国家。
⑧ 壅阏（è扼）：壅塞。
⑨ 屑屑：劳瘁匆迫的样子。
⑩ 克核：逼迫。
⑪ 取次：次第。

方治病，大抵与《草》《素》①二经符合。然则二经当与《易》并传，而医案公之天下，尽翻世医之案，岂非通天地人之儒辅身而济物乎？迹其生平，可异焉。避世金马门，如东方曼倩②；卖药海上，如安期生③；口不二价，女子知名，如韩伯休④；仁爱不矜，虽贫贱必尽其心力，如郭涪翁玉⑤；函《金匮》《肘后》囊中，抄录无暇日，如葛稚川⑥；《名医别录》，参其《本经》朱墨，杂书考彼功用，为之注释，如陶隐居⑦；订唐蜀⑧之异同，辨方宜之早晚，图经绘象、增品千种，如刘梦得⑨；为带下医，为耳目痹医，为小儿医，求以便俗，如秦越人；凡疗病者，必知脉之虚实，然后为之方，故疾可愈而寿可长，如王符⑩；风流霞举，治书画船，兰气袭人，士夫昵就，如庞安常；善药必归之，群医借用，有疗者响应，至岁终焚券，如宋清。

---

① 草素：似指《神农本草经》与《黄帝内经素问》。

② 避世……如东方曼倩：《史记·滑稽列传》载东方朔（字"曼倩"）上书自荐，待诏金马门，又作《据地歌》，表达"大隐隐于市"的观点。

③ 卖药……如安期生：安期生，秦汉间方士，《史记》载其人其事，晋代皇甫谧《高士传》载其人"受学河上丈人，卖药海边，老而不仕，时人谓之千岁公"。

④ 韩伯休：韩康，字伯休，东汉人，卖药长安市，口不二价。事见《后汉书·韩康传》。

⑤ 郭涪翁玉：当作"涪翁郭玉"。见《后汉书·郭玉传》。

⑥ 葛稚川：葛洪，字稚川，东晋学者，著有《肘后百一方》等。

⑦ 陶隐居：陶弘景，字通明，号华阳隐居，南朝学者，著有《名医别录》等。

⑧ 唐蜀：指《唐本草》和五代后期的《蜀本草》。

⑨ 刘梦得：刘禹锡，字梦得，唐代人，有《本草经方》，原书已佚。按此句有误，刘禹锡为中唐人，"订唐蜀之异同"的应是编撰《证类本草》的宋代人唐慎微。

⑩ 王符：东汉学者，安定临泾（今属甘肃）人，字节信，著有《潜夫论》。此上文字见《潜夫论·述赦》。

诸如此类，古人所少，今人所无。三坟在是，三才在是，甚言曰药者钥也①，投簧即开矣。光乎哉道！昭乎哉论！

荆之鄙人友弟傅恪②仲执题于金陵迪志堂

---

① 药者钥也：典出《子华子·北宫意问》。按《子华子》原文"钥"作"瀹"，疏通之义。

② 傅恪：字仲执，明后期人，《遂昌县志》（浙江人民出版社 1996 年版）载其人在天启元年（1621）任江陵知县。又，明后期李维桢有《弈微序》，系为明代围棋国手方子振所著《弈微》作的序文，文中提及"傅仲执"为方子振的朋友。

序

自都门识复贞于家外舅所，十年来率未尝试以药。客岁①妇病几殆，群医胥②束手，适饵复贞数剂，而霍然起。予儿女多，皆善病，病，饵复贞剂，皆立痊，以逮群从臧获③，罔不然，一时争诧为奇，不知上池滴水当作何等光怪。及发其药而从容视之，无异也，犹夫世之所谓药也，犹夫世之医所谓温凉燥湿而视病以为药也。顾凝窥之，则若有独异焉者。一剂也，人曰可，复贞曰否，即病者曰可，复贞亦曰否。甚至病者曰昨饵此剂而瘳，仍则瘳，不仍将殆，而复贞亦夷然④曰：昨则瘳，今仍则殆，我自用我法，卒卒不仍则瘳，仍则几殆。盖其凝神定虑，五指之下，百脉洞然，有视听移其性情，而鬼神诏⑤以呼吸之意，故口授无不灵而奏效奇以捷。其奇以捷也，固以最平淡而成者乎？天下事坏于病者什一，坏于药者什九，痈石虽铦⑥，隐以伐性，不药丧迟，误药丧蹶。古今治乱之大，未有一无病者也。因其病而药之则病受，病既已而仍药之，则不病者受病。虽已，而已不任受药，则病将别有所受。矧⑦夫参苓罔功，重以乌喙，床榻间非不旦夕稍有强阳起色，而根之既

---

① 客岁：去年。
② 胥：全，都。
③ 臧获：奴婢。
④ 夷然：平静镇定的样子。
⑤ 诏：告知。
⑥ 铦（xiān 先）：锋利。
⑦ 矧（shěn 沈）：况且。

拔，膏消液尽，虽有和缓①，能不望而走乎？医如鹄然②，弱则弛，厉则裂。老氏曰：孰能浊以止静之徐清？孰能安以久动之徐生③？医，说也，不独医说也，彼梓人④，末技耳，柳子厚⑤尚曰其道可以通于相。苟能三复于复贞之所为医也，可第曰见垣⑥仅小道哉？

丁丑⑦六月石城瞽史方拱乾⑧题于深江草阁

---

① 和缓：医和与医缓。事见《左传》。

② 医如鹄然：治病如射靶子。鹄，箭靶。

③ 孰能浊以止静……动之徐生：语见《老子·十五章》。

④ 梓人：泛指工匠。

⑤ 柳子厚：柳宗元，字子厚，唐宋八大家之一。此下"其道可以通于相"句本柳宗元《梓人传》。

⑥ 见垣：指行医。典出《史记·扁鹊仓公列传》。

⑦ 丁丑：此指明崇祯十年（1637）。

⑧ 方拱乾：明末清初桐城人，字肃之，号坦庵，好诗，有《何陋居集》等。

两都医案序

古之君子负奇①者，进思有以庸②其身，及其引身而退，亦必挟一术以自鸣，以阴行其干济天下之志，此其人盖不可以方技相也。即以方技论之，上轩岐而下四氏③，固有易地皆然，随试奏绩者矣。吾之知倪君复贞也以医，而其心折复贞也又不仅以其医。复贞，儒者也，方其为武英秘书时，出入禁闼④，佐宰辅，理阴阳，其志意宁在人下？乃偶试之刀圭，辄奏奇效，北之人争跽⑤请之，争交口诵之。迨其在南也，仍无以异于在北也。此宁非地有南北，而君臣佐使之宜、寒热虚实之审、多寡轻重迟速之效，左之宜之、右之有之⑥哉？今读其医案一书，侪⑦急而缓，侪缓而急，用奇而奇，用平而奇，盖非学术之独优，抑其胆其识有以大服人之心焉耳！善乎！眉山⑧之言曰：其病之所繇起者深，则其所以治之者，固非卤莽因循苟且者之所能去也⑨。夫天下事，一坏于卤莽者之气躁，再坏于因循苟

---

① 负奇：胸怀奇志。

② 庸：用。

③ 四氏：指金元四大家。

④ 禁闼：官廷。

⑤ 跽：长跪，挺直上身两膝着地。此有恭敬之意。

⑥ 左之……有之：谓君子具有无所不宜的品性和才能，不因为环境条件的改变而改变。典出《诗经·小雅·裳裳者华》。

⑦ 侪：同辈，此指同诊一病的其他医生。

⑧ 眉山：指苏轼。按苏轼为眉山人，因以地望称之。

⑨ 其病之所繇起……所能去也：语本苏轼《策略一》。繇，通"由"。《说文通训定声·孚部》："繇，假借为'由'。"

且者之神萎，不察其原，不清其流，而事之脊脊①可知矣，宁独一医然乎哉！余理药南中，广寻良手，会四儿一病几殆，赖复贞数匕而安。今取其方视之，不过散解以清外邪，琥珀以消内滞耳。夫邪之不清，讵不仅在外也；滞之不消，祟不独自中也。果其乳合冰融，又何忧肺脏郁衷而营卫枯表乎。余是以知复贞诚古之君子而托于医以自行其志者也，故曰余之知复贞不仅以其医也。

崇祯己卯中夏淮南吴光义②题

---

① 脊脊：混乱貌。典出《庄子·在宥》。
② 吴光义：明代无为州（今属安徽）人，字行可，号觉庵，万历三十五年（1607）进士，官至兵部右侍郎。

医案弁言

　　古人推良医之功，上而与良相等。大率良相位居帷幄①，家重盐梅②，抚八翼而陟泰阶③，提七星而配元气，见善则喜，闻恶则怒，喜之所届，生机四开，怒之所加，杀机永杜④，譬之泛灵雨以清九霄，扫狂尘以肃四国⑤，星云改色，川岳发华。此梦卜⑥之极，孰而具瞻瞻⑦克副者也？乃医家者流。饱读方书，察君臣佐使之义，习寒温平热之性，探三指，入高门，按脉投药，所主霍然，令河鱼之腹⑧乍止，而君子之虐⑨顿瘳，黑貂游子⑩不至采薪负忧⑪，翠帐⑫佳人不至捧心茹

---

　　① 帷幄：帝王或将帅的军帐。

　　② 家重盐梅：古时用盐梅调味，使食物味美，用喻宰相治理国家。典出《尚书·说命下》。

　　③ 泰阶：星座名，喻朝廷。

　　④ 永杜：疑为"难杜"之误。

　　⑤ 四国：四方之国。

　　⑥ 梦卜：谓帝王求得良相。《史记》在商王武丁夜梦得圣人傅说，用为相，国家大治。又载周文王将出猎，占卜得将获霸王之辅，遇姜子牙于渭水之阳，载与俱归，立为师，从此国势大兴，终于灭殷建周。

　　⑦ 瞻瞻：回首仰望貌。

　　⑧ 河鱼之腹：腹疾，泛指疾病。典出《左传·宣公十二年》。

　　⑨ 君子之虐：疟疾，泛指疾病。典出《世说新语·言语》。

　　⑩ 黑貂游子：游行天下以求得展抱负的士人。典出《战国策·秦策一》。

　　⑪ 采薪负忧：因患病不能砍柴而忧虑，用为疾病的婉辞。典出《礼记·曲礼下》。

　　⑫ 翠帐：饰以翠羽的帷帐。

痛①，所造福祉，固未可涯涘。良医良相同类并称，殆非虚语耳。吾友复贞倪君，家本铁瓮②，幼蒙雕虫③，自揣骨相，颇带烟霞④，遂谢去呫哔⑤，殚精轩岐，慨然曰：吾闻上药养命，中药养性，穷日研讨，继以兰膏⑥，所谓三候十全，审得其法，恍若授长桑之诀，饮上池之水者。於⑦！以薄游⑧两都，辄树奇绩，故能却膝内之蛇，而走被底之獭，爰是弄墨吮毫，缀成医案，才一寓目，光怪陆离，非人间世方伎家所从仿佛万一。不佞次官⑨白下，适遭风露之恙，兼内人儿辈二竖为灾⑩，医者群至，缩手罔效。偶于同年座上得接复贞姓氏，归署延访，朗焉披面，雄怀爽气，咄咄逼人。芎劳甫进，痼疾顿开。人所狐疑，单词立剖，人皆器之，拔帜奏功。昔华佗、越人能隔垣洞瞻五内，而高名遂炳千古。今复贞继起，陡掩前徽⑪，户外辄临，风雨无间。异日者五石丹成，九仙侣至，驾气排烟，逍遥紫府，神州九点，恐未获长侍清姿，恒依金鼎也。趁此拍肩扼袖时，凡分不佞，绛雪玄霜⑫，俾得长生久

---

① 捧心茹痛：女子患病而见娇弱状。典出《庄子·天运》。
② 铁瓮：铁瓮城，故址在今镇江北固山前，三国时孙权所筑。
③ 雕虫：指诗文辞赋之类。
④ 烟霞：烟雾云霞，喻隐逸出世。
⑤ 呫（chān 挰）哔：也作"占毕"，经师不解经义，但诵读以教人。此指以教书为业。
⑥ 兰膏：古时用泽兰子炼制的油脂，可以点灯。
⑦ 於（wū 屋）：同"呜"，犹"呜呼"，表示赞叹。
⑧ 薄游：泛泛而游。
⑨ 次官：任副职。
⑩ 二竖为灾：患病。典出《左传·成公十年》。
⑪ 前徽：前人的美好才德。
⑫ 绛雪玄霜：古时仙药名。典出《汉武帝内传》。

视。复贞他年化鹤归来，华表高唳，不佞当吹箫载酒①，化尘世桑沧也。数语弁简，请留此以为左券②。

崇祯辛巳③元夕④友人叶绍颙⑤题于留都勋署⑥

卯江友弟史启麟⑦书

---

① 载酒：向有学问的人请教。典出《汉书·扬雄传》。

② 左券：古时契约由索偿方所持的一份，此处有请人监督的意思。

③ 崇祯辛巳：明崇祯十四年（1641）。

④ 元夕：上元节（正月十五日）之夜。

⑤ 叶绍颙：明代吴江人，字季若，天启五年（1625）进士，历官浙江道御史、山西巡按、南京光禄寺卿等。

⑥ 勋署：即光禄寺。

⑦ 史启麟：明末清初人，字尊尼，擅书画，今传明代赵备《墨竹册》有其题跋。

两都医案叙

《记》①曰医不三世，不服其药，固矣。然服药与不服药，不必三世，不必不三世也。何也？世之医有不历于三世也者，率皆有祖传家秘之名，而实不得箕裘②之妙，若此者何贵三世？世复有不三世而自得也者，又率皆有天启神授之妙。若此者何必三世？若既得三世之秘，又竭一己之才，莫若吾友倪复贞先生者。先生自宋以来家世业医，甫十二岁，以闻见之资，一言能起伤寒。及其长也，道鸣于时，深通阴阳之理，曲尽人物之情，望闻问切，出人意表，兼精针灸，尤世所难，而活人之心勃勃欲发，不自怀宝，先以《两都医按》寿诸梓人，实欲登玄海③万世于春台之上、寿域之中也。载征载脉，载论载方，炳若日星，真可为后学指南。余读一过，茅塞顿开。惜乎匆匆北渡，相逢恨晚，何日重来从先生游，寻山问水于三山五湖之间，高歌浮日，亦人生之一大乐也。然先生冲襟雅度，慷慨风流，盖可知岂世之所谓医者流耶？

丙子④仲秋燕山逸民⑤韩德拜题并书

---

① 记：即《礼记》，儒家十三经之一，所引见《曲礼下》。
② 箕裘：喻祖传之业。典出《礼记·学记》。
③ 玄海：苦海。
④ 丙子：此指明崇祯九年（1636）。
⑤ 逸民：遁世隐居的人。

两都医案自序

余先世自宋高宗南渡时，即以岐黄之业鸣京口，凡阅三朝①而业不迁，盖亦庶几②龙门之史③、韦氏之经术④也矣。族属颇蕃⑤，或仕或隐，家乘⑥之载甚详，而医之浅深奇平附焉。先大父龙山公，更遇异人授砭石之秘，死生贵贱，针下皆知，贱者硬而贵者脆，生者涩而死者虚。夫疾、病、证、候，先世之遗言也。"疾"字从"矢"，谓六淫之中人也，此外因也；"病"字从"丙"，从"内"，谓之从五脏者，其蒸徐徐，与七情比而为祟，此内因也；"证"字从"干证⑦"之"证"，如病在太阳而头痛者，病在阳明而齿痛者，皆证也；"候"之为言，每一疾病俱有几候，即以中风一病而言，凡有三候，有中脏候，有中腑候，有中血脉候。此诸法者，惟公研之极精，见之极确。凡医家之失恒千里，始于毫厘，而公之妙亦千里制于毫厘，学固不可不有本也。先严少龙公，能荷其业，游淮海间，一时名

① 三朝：三个朝代。此指宋、元、明。
② 庶几：接近。
③ 龙门之史：指汉代司马谈、司马迁父子两代任太史令之事。按司马父子为夏阳（今陕西韩城）人，临黄河龙门，因称。
④ 韦氏之经术：汉代邹人韦贤博通儒经，官至丞相，封扶阳侯。其幼子韦玄成秉承家学，通晓儒经，后亦官至丞相。
⑤ 蕃：通"繁"。《说文通训定声·乾部》："蕃，假借为'繁'。"
⑥ 家乘：族谱。
⑦ 干证：诉讼双方的证人。

卿硕士①皆以有道推之，遂卜筑②广陵。余弟兄三，兄士英，弟士彦，俱以世业知名。余幼攻博士业③，谬思以泮宫④一滴易上池。适一长者来，先君他出，余前肃容。长者曰：家有疾者，立候一剂，而尊公不至，奈何？余问曰：病几日？其状何若？具以状告。云：且半月矣。余曰：此外感阳明经证也，法当用大柴胡下之，即安。长者遽⑤向余祈药一剂去。翌日来，见先君，曰：翁家仲子神手也，起病者如响⑥。先君惊曰：孺子素不留意此，公何得轻信耶？长者曰：某亦粗知医，昨令子所言与仲景理合，故相信耳，已效矣。时余年十有二岁耳。先君喜甚，呼余曰：汝心在活人乎？吾业有托矣。余曰：活人，盛德事也，顾儿志尚似别有在。先君曰：范希文⑦何人哉？尚有"不为良相，则为良医"之愿，汝安得薄此也？余唯唯⑧。因卜诸关帝，其见勖⑨者如先君言。余始批阅《素问》若⑩百家秘典，八年而揣摩熟，则先君已岳游⑪矣。余复归京口，宏先君之业者十九年。天启辛酉⑫，大司空王公奇余业，遂邀为都门⑬

---

① 硕士：贤德饱学之士。
② 卜筑：迁居。古时造屋皆需预卜吉凶，因称。
③ 博士业：指科举学业。
④ 泮（pàn 盼）官：古代的学校。泮，学校中半圆形的水池。
⑤ 遽：匆忙。
⑥ 响：回声。
⑦ 范希文：范仲淹，字希文，北宋著名思想家、政治家、军事家、文学家。
⑧ 唯唯：应答声。
⑨ 勖（xù 序）：勉励。
⑩ 若：与。
⑪ 岳游：去世的婉辞。
⑫ 天启辛酉：明天启元年（1621）。
⑬ 都门：京都，即北京。

之游，荏苒遂至十载，颇交诸荐绅①先生。每治一病，辄存一案，虽应手作效者甚众，皆不录，录其似是而非，为异症之不易解者。崇祯庚午，得出国门，给假南旋，遂有西湖、天竺、黄山、白岳之游，蒲帆②一叶，藤杖一枝，颇极其致。归，复览胜牛首③、栖霞④间，吊六朝之遗迹。何相国、郑司徒皆在白下⑤留余，暂止秦淮者六年，又复有所调治，有所叙次。夫方不期奇而期于当，语不期文而期于理，庶有少补于斯世也，因名曰《两都医案》云。

古润⑥后学倪士奇识

---

① 荐绅：指中高级官宦。古时官员上朝，以笏板记所奏事项要点，以防遗忘。笏板可插在外衣的大带上，即"绅"。荐，通"搢"，与"缙"义同，插的意思。

② 蒲帆：用蒲草编织的帆。

③ 牛首：即牛首山，在今南京江宁区，以两峰似牛角对峙得名，为佛教名山。

④ 栖霞：即栖霞山，在今南京栖霞区。

⑤ 白下：南京的别称。

⑥ 古润：即镇江。隋开皇十五年（595）置润州，唐沿置，北宋时于润州置镇江府，沿至今。

目 录

南　案

北　案

治王太蒙子妇痰厥

辛酉季春，大司空①太蒙王公入燕②，至京口时，夜半持牍③召余。及登舟，微闻悲泣之声。长公④明一出迎，揖罢，不待序坐，怆惶而言曰：敝房⑤已危殆，不醒人事，脉亦将绝，灌独参汤，仍莫能救，请先生决之。余入诊时，按得六脉沉滑，余决之曰：脉气尚有生机，非不起之候，乃痰厥证也，敢保即安。长公沉思，且信且疑之间，曰：乞示药案。余立方，用广陈皮一钱，制半夏八分，白茯苓一钱，炙甘草五分，桔梗七分，苏梗七分，香附一钱，枳壳八分，姜引煎服。长公见此方，惊讶之甚，言曰：用独参汤补元气，尚不能苏醒，乃服此破气药耶？余曰：此痰气乃标症，所谓急则治标，有病则病受之，况有参力，足以敌之，可保其无虞。长公稍信，留余宿舟中，方肯煎服。服下，随嗳气数口，有呻吟之声。余复按脉，稍起，仍以前方一剂煎服，余随假寐，寤时东方已白矣。舟中寂然无闻，顷间有女使传言：病者已说话，要粥饮。

---

① 大司空：明清时对工部尚书之称。
② 燕：燕地，今北京一带。
③ 牍：信札。
④ 长公：对他人长子的敬称。
⑤ 敝房：对他人谦称自己的妻子。

余始得放心。梳洗毕，复按脉，寸关渐平，两尺微弱。余谓长公曰：标病已去矣，此本虚之脉也，当缓则治本矣。用清气养血调经药饵，诸症可以悉安。长公再四致谢，曰：先生神手，当广济苍生，观光上国①。敝房还要藉重一路调摄，不佞②先具聘，屈同舟一往，到京再图报谢。余曰：此不敢奉命。尊舟稍住数日，待夫人贵恙霍然，放舟长往，未为迟也。长公曰：敝房标病仗赖神手已霍然，而本病非一朝一夕可愈，决意聘驾。忽有中岳③余君出揖曰：家姐已蒙再造，腹中有一痞，还求先生疗之，定要劝驾至京，不但王舍亲乔梓④图报，不佞亦当图报耳。于是情不容辞，遂许偕行。一路服调经煎剂，熬千金化痞膏药外贴其痞，贴至中途，痞觉渐消，痛减其半。长公喜甚，云：敝房痞已三十余年，诸治不应，今一旦见功，信乎有缘，举家世代不忘也。余曰：此膏至灵至验，乃吾家世世相传。今公不惜所费，药品拣选道地，制度精虔，火候得法，所以效验如此。贴月余，痞果尽消。其方授之王公，余亦细书案末，如遇有痞积者，如法熬贴，贴之必效。余胞弟启坤，曾以此方治崇川县令严琢如夫人闷，腹中有痞，痛楚难禁，熬此膏，贴有旬日后，腹中便觉痞气下行，又一二日大解，所下之物如栗如桃，大小不一，皆如

---

① 上国：京师，即国都。
② 不佞：自称的谦辞。
③ 中岳：犹言"内亲"。
④ 乔梓：亦作"桥梓"，喻父子。乔，高木。梓，小树。

结痰。及以水冲洗，块内如鱼脊骨有孔，可以线穿，提之铿铿有声，公甚以为异。于是闵夫人痞积顿消，而腹中永无癥结之苦，其脾胃冲和，饮食倍常，肌肉满泽，皆此膏之神功也。方附纪于后：

千金化痞膏神应方：

连翘　贝母　防风　川乌　草乌　当归　川芎　威灵仙　白鲜皮　赤芍　白芷　生地　熟地　乌药　穿山甲　续断　半夏　青皮　三棱　蓬术①　黄柏　黄连　大黄　黄芩　官桂　槟榔　青木香　羌活　独活　苍术　细辛　牛膝　杜仲　金银花　山药　陈皮　甘草　五加皮　槐、榆、柳条各五段

上药共三十八味，每味各二钱五分，俱咀片。

黄丹十两，先用水淘净，炒干。先将真芝麻油二斤八两入锅，慢火熬滚，入群药，熬焦黑色，去渣，用绢滤去滓，净油再熬滴水成珠不散，将丹徐徐入油，用槐、柳棍不住手搅，先文火，后武火，再熬至滴水成珠，手捻成丸，再加细药于后：

麝香四钱，另研　阿魏三钱五分　芦荟三钱　乳香三钱　没药三钱　朱砂三钱　轻粉三钱　朝脑②三钱　沉香三钱　木香二钱　血竭二钱　牛黄三钱　片脑二钱五分　丁香二钱　胡黄连二钱五分　天竺黄二钱

---

① 蓬术：蓬莪术。
② 朝脑：樟脑。

共为细末，徐徐下油搅匀，将药装磁①器内，封固严密，勿近土气。如要用时，放锅内滚汤顿化，用大红缎，或绢或布，加厚棉纸一层，摊药，随病患大小可贴。贴膏时先用热水浴过后贴，再用熨斗在膏上熨百遍，七日一换，熨法如前。忌食生冷、瓜果、油腻、面食、一切发物。其方治痞屡验，更疗左瘫右痪、遍身筋骨疼痛、腰腿软弱、心腹冷痛、瘰疬鼠疮、无名肿毒、男子遗精白浊、妇人赤白带下、月经不调，封贴肚脐，无有不效。

治万元白喉痛

余初入燕都，值司空大夫万公元白卧病月有五日，水谷全不入口，四肢垂挼②，目睛无光，牙关紧闭。一时治者咸束手，以为莫可拯也。王大司空命余同往视，众讳其病之源，隐其素用之药。及诊，六脉尽伏，独左尺按至骨尚有力。余思人之有尺脉，犹树之有根荄③，且牙关紧闭，生气未绝也。此必有邪气热毒伏于脏腑咽嗌之间，故而如此。即以刀启牙关，不能。将寸厚木片一启一抵，牙关开活寸许。燃灯照之，喉间合无缝窦，左厢有一泡，指顶大，乃喉痛也。用银针刺之，脓随针出，约有碗余，随而目光渐活，思饮索茶。先进独参汤固其

---

① 磁：通"瓷"。《五杂俎·物部》："今俗语窑器谓之磁器者，盖河南磁州窑最多，故相沿名之。"

② 垂挼（ruó 捼）：肢体困顿无力。

③ 荄：草根。

元气，续进米饮，未几气体充然，非复曩时面目。询厥所由，盖为膺皇陵铸铜之命，日受煤烟毒气，咽喉为痛，多用凉剂，以致热毒抑遏，此候所从来耳。噫嘻！一喉痛也，虽非难治，然察脉不明，调剂失当，则毫厘千里所繇判矣。经云头至咽喉皆诸阳之会，惟宜解不宜遏，何前之诊视者懵懵一至于斯耶？后元白公有病述诗，其详载于《燕游集》中。

附记：万元白先生《燕游病述》云：余生平固善病，未有是岁之病而奇，奇而危，危而久者。盖是五月修城，炎暑不避，嗣后督理陵寝而有铜管扇①之役②，积劳中毒，七月十九日管扇事竣，而喉已病痛矣。始不过疼痛之常耳，阅数日，苦楚殊甚，咽喉封闭，遂尔水浆不入口者月有五日，昏沉不知人事者凡二次，医人望之却走。顾而问曰：咸谓旦夕必登鬼录，独余了了③性命之关，死生之数，绝无丝毫攖宁④之虑。且喜管扇功成，无误陵寝大事，即溘焉朝露⑤，夫复何憾？幸堂翁⑥王太蒙老师见怜，请得镇江复贞倪君，巧脉精药，起死回生。卒也齿落五个，毒出

---

① 铜管扇：古时陵寝门上的一种设备。

② 役：事。

③ 了了：心里明白。

④ 攖宁：挠乱为"攖"，安定为"宁"，此处义偏在"攖"。

⑤ 溘（kè 客）焉朝露：一时死去。溘，忽然。朝露，喻生命短促，此处意为死亡。

⑥ 堂翁：明清时县里的属员对知县的尊称。万元白任司空大夫，为工部属员，王太蒙任工部尚书，因尊称之为"堂翁"。

八头，脓血之流，则自八月初一日起，至次年二月十八日始住，中间二百二十余日辗转床褥之状，呻吟叹息之声，与夫鸡皮鹤骨①、尫羸②黄花之瘦③，真有人不忍见不忍闻者，此亦余生平一大劫也。病起，笔以述之。

治何芝岳下痢

何相国芝翁，脾气素弱，偶感风寒，且痢日三十余下，头腹痛，身发热。医林议论纷然，急欲解表而腹病不可缓，欲先利腹而体弱不易下。余诊其脉，见人迎、气口皆盛极，必须先开鬼门，后去菀陈莝。若不急解外邪，俾身热清，头痛止，少进谷食，以嘘元气，则风寒传入诸经，日虚一日，解之不能，下之不敢，非佳候也。遂主汗宜先，而下应即继之。闻者尤④惊疑半之。及服解肌一大剂，以葛根为君，羌活、柴胡、升麻为臣，赤芍、陈皮、紫苏为佐，香薷、藿香为使，约重一两二钱，姜葱为引，水二碗煎一半，热饮，顷间汗如雨，汗止后头痛、身热并去，人迎脉遂平矣。随用粥饮数次，来朝用导气汤一服：以大黄为君，当归、白芍为臣，木香、黄连为佐，槟榔为使，约一两重，水二钟煎一钟，空心温服，一两时滞气尽

① 鸡皮鹤骨：喻消瘦之极。
② 尫羸（wāngléi 汪雷）：瘦弱。
③ 黄花之瘦：人比菊花还要瘦弱。典出宋代李清照《醉花阴》词。
④ 尤：同"犹"。见唐代韩愈《祭十二郎文》。

下而痢遂止。数日进阁，相国大称快。此庚午①秋七月事也。

治姚康伯郁结痰滞兼中暑

姚文学②康伯，何相国客③也。长夏时自云虚病，弱不能支，饮食强不能进，至恹恹欲不起。相国命余诊之，六脉虽虚而沉滑有力。余曰：此非虚病也，乃郁结痰滞兼中暑之候。暑疾则脉虚弱，痰滞则脉沉滑，是不可作虚损治，须先以清暑舒郁为主，脾胃冲和，饮食自进矣。方用香薷为君，厚朴、白扁豆、广陈皮、白茯苓、炙甘草、石斛为臣，山楂、麦芽为佐，枳壳、苏梗为使，一服，稍食。次日加半夏七分，又煎加姜汁一茶匙为引，二服，顿觉神清气爽、胸中灵快。康伯犹未之信，复云：平日素弱，每服补剂乃效，欲以静养调摄为主，恐前药非所宜也。余又诊脉，虚脉不显而沉滑尤甚，若不急治标，缓治本，标病方炽，岂能以静养治本乎？气血冲和，万病不生，一有怫郁，诸病生焉。郁而成病，病而复郁，饮食皆成痰滞，不能变化气血，久之根本日削，虽标亦不易治矣。康伯听余言谆切，默然自按肚内，少腹右厢有块觉痛。余曰：经云无滞不作痛，非痰滞而何哉？因决意用琥

---

① 庚午：此指明崇祯三年（1630）。
② 文学：西汉为选拔人才曾设贤良文学科，后世用为对学官之称。
③ 客：门客。

珀丹一粒，痰滞尽下，遂觉霍然无恙。后用六君、四物剂，数服即泰。康伯至今能举予言也。琥珀丸方录于下：

琥珀丸 专治二便不通，痰滞结块作痛。一丸不利，再一丸，以利为效，治痢疾亦妙。凡一切疼痛之症，但大便不利，皆宜用"痛则不通，通则不痛"之法也，神验。

真琥珀一两，用新布包，椿碎，同灯草研细　红花三钱　当归尾五钱　玄明粉五钱　中枯黄芩五钱　枳实五钱　山楂肉五钱　九蒸九晒大黄一两五钱

共为细末，炼真川蜜丸，重一钱一丸，用灯心汤化下。

治林清海脾虚作泻

广东郡守林公清海，在燕时延余，谈良久，并不言及有病，忽以脉示曰：先生试为我诊之。余诊按，觉肝脉弦紧，脾脉弦滑，命门脉沉而微，心肺肾脉俱浮洪，余以脾土四时宜和缓，而见弦紧者，木王①土衰耳。况命门真火弱甚，又不能生脾土，定是脾虚作泻之候。脉虽有浮洪者，非火症也，宜用健脾平肝之剂为主，补命门真火药饵佐之。柴胡一钱五分，白芍一钱五分，白术一钱三分，补骨脂一钱，肉桂七分，姜灰七分，莲肉十枚，灯心十根为引，空心温服，使真火实而虚火自退，脾阴暖而泻自止

---

① 王：通"旺"。《说文通训定声·壮部》："王，假借为旺。"

矣。若因脉见浮洪，投以清凉之品，则脾胃受伤，非计之得也。公抚掌云：不佞泻八阅月①矣，服药苦多，殊未能效，必误为清利，以至于此。余用前方一二服，而泻果愈。

治倪、何两公久病泄泻

太仆②倪公吉旋泻月余，及大宗伯③何公，久病泄泻，诸药不愈。余诊之，其右尺脉沉凝之极，当治用辛温。因以姜灰为君，补骨脂为臣，白术、山药为佐，赤茯苓、泽泻为使，大枣、灯心为引，每剂酌一两重，水二钟浓煎八分，空心温服，以补命门真火而泻即止。故知人身中真火一虚，脾土必弱，须补命门真火以生之。五行生克之理，只在眼前。尝阅《内景经》，人在母腹中，右肾先生。肾有两枚，形如豇豆，左属肾水，右属命门真火。心虽属火，不能生土，譬如种花，种发生先出两瓣，然后渐有枝干叶蕊，开花结果，如人四肢百骸。所以两肾根本最要培植，真水真火为性命之源，最为要也。

治郑玄岳滞下后便红

大司农④郑公玄岳，壬戌⑤之秋滞下后，便红数月，所

① 八阅月：已经八月之久。阅，经过。
② 太仆：指太仆寺，掌皇帝舆马和马政的官署，此指在太仆寺任职。
③ 大宗伯：《周礼》六官之一，明清时用为对礼部尚书之称。
④ 大司农：明清时对户部尚书之称。
⑤ 壬戌：此指明天启二年（1622）。

服清凉药饵，莫可更仆①而不能瘳②。余诊脉，沉迟而细，此虚寒元气下陷之候，法用补中益气汤全剂，加姜灰二钱，肉桂五分，甫三服而痊矣。公喜而询之，曰：吾服多药不效，君操何术，速效乃尔？余曰：前药缘寒凉太过，元气下亏，兹用温暖，足以解寒性，又能引血归经耳。投剂只在温凉得宜，非有他谬巧③也。公深然余言。

治王鞫劬坠马腰痛

柱史④鞫劬王公，因坠马腰痛，延专门损科，用损伤药敷其外，煎剂服其内，痛乃愈甚。延余诊视，按得右寸关俱滑涩，余部平和，此乃血燥气秘之候。询之，大便不利数日矣。余曰：是不可作跌损治。夫损者损其骨，当用接骨药；伤者伤其筋，当用舒筋药。今不过挫其气耳，与损伤不同，只须和荣、理气、润燥、利大便为主。遂进琥珀丹一粒，热酒吞下，须臾大便利，痛即蠲⑤。所谓通则不痛，痛则不通，正此故也。琥珀丹方在姚康伯案中。

治刘妇难产

公之郎媳刘，产难，一昼夜不下，气急发热，呓语如

---

① 更仆：形容繁多。
② 瘳（chōu 抽）：病愈。
③ 谬巧：诈巧之术。
④ 柱史：指御史，也指侍郎等朝官。
⑤ 蠲（juān 捐）：祛除。

痫状，医者皆告技穷。余诊，其六脉沉细微弱，是产后之脉，胎前非所宜也。盖为用力过度以致气虚，血脉闭竭耳，非不救之候。如再迟，则不可为矣。即用秘授催生散一剂，急煎以助血力。用酥炙龟板一两五钱，酒洗全当归五钱，焙出汗，南川芎三钱，煅存性，血余三钱，酒二碗煎一碗，温服，胎觉稍动。又以独参汤一两以助气力，即刻产矣，合家庆幸。初论产诸家决言参不可用，余极力担当，二命俱泰。夫医有时用胆，然非识不足以生胆，非学不足以生识。气血强弱虚实之故，殆不可不深心博考也。

治洪半石舌下起泡

司农半石洪公，舌本下每起一泡，饮食语言痛楚皆难，患有数年。已而复发，其泡刺破则出脓血暂安，如饮酒茹煿即复起。诸名家治以犀角地黄汤等剂，谓舌乃心之苗也，专泻心火，可已其患，而究不止。余诊得左寸沉微，左关微涩，左尺浮而无力，右寸浮洪，右关数大，右尺弱软。按六脉，乃心火有余，肾水不足，肺金燥热，肝木气旺，脾土积热，命门真火太虚故也。夫舌虽名心苗，半属脾经，言本乎心火，动本乎脾土，上下唇亦属脾土，今公唇若涂朱，脾火必旺，心火虽旺，不必泻也。经云泻南方，不如补北方，坎水上升，离火自降。主用滋肾清脾之药，分为蚤①午，补其下，清其中，使水火既济，阴阳两平，斯无不效矣。公忻然甚信，遂空心服滋肾丸药，午后服清脾煎剂，服未弥月，果验，半石公有手书诗歌以赠。

治周念潜中风

宗伯念潜周公，体极肥盛而多痰。忽于入直②御前侍讲③时，偶尔中风，右手足不能动履，唇吻开张，声如鼾睡。有投以疏风、人参等剂，毫末不解。相国魏公、侍读郑公急命余诊视。按得左手寸关微细，知是肝心血有不足，左尺脉虽弱，是肾水不充，然亦老年常事，喜其根源不竭。右寸脉浮大，知肺气有余；右关脉细小，知脾血不足；右尺脉浮而无力，知命门真火不旺。人一身所赖以生者惟血，而血生于心，藏于肝，统于脾，此三经脉皆虚弱，血少可知矣。余每论中风与风邪不同，外邪则辛散可解，中风乃内虚血弱而作热，热极则生风耳。譬如天道亢阳则风起，雨施而风止。人身之血如水，水升则火降，火降则不作热，而无风之患矣。老年中风，须用返本还原治法，以人补人，以血补血，譬初生婴孩食母之乳，渐次筋

---

① 蚤：通"早"。《广韵·皓韵》："蚤，古借为早暮字。"

② 入直：官员入宫值班供职。直，同"值"。《集韵·志韵》："值，《说文》：'措也。'或作'直'。"

③ 侍讲：唐代始设侍讲学士，讨论文史，整理经籍，以备皇帝顾问。此指应对皇帝之咨询。

骨壮盛，能坐能步能言，皆血力也。目得血能视，掌得血能握，指得血能捻，足得血能步，安得不以补血为主哉？医中风，必①用疏风香燥之剂，风不能除而血脉反逾②涸。多用参芪补气等药，又气盛血愈虚。因定方，只以四物合二陈为主。地黄制之不腻，半夏制之不燥，地黄以自然姜汁浸一宿，再以砂仁、茯苓同酒煮，瓦器焙干，半夏以明矾、姜汁、皂角煮热，咀成片，再以竹沥拌，晒干。四物补血为君，二陈理气化痰为佐，临服时加人乳半钟热饮，十余剂而全康矣。周公喜曰：向前预防中风，服豨莶、蕲蛇等药，手常麻木不仁，若不防御，又当何如？余曰：中风不必用治风药，只以顺适气脉、流通精神为妙。今公已全安，右手较未中之前更霍然无恙，任意挥毫，则知以风治风者，反耗散气血无疑矣。前方如未见验，定以为庸常不中也。周公喟然曰：先生脉极精，再造吾生，敬服敬服。

治叶盖苞伤寒

台山叶相国有孙讳益苞者，延余诊。时身如灼炭，角弓反张，神昏不语。诊毕，相国问曰：脉散否？可救得否？余曰：太师无劳仓惶，此伤寒未经发表，故脉尚不散，疾势亦轻，可应手见效。相国曰：谈何容易耶？即以

---

① 必：假若。
② 逾：愈加。

《伤寒论》"一二日可发表，三四日宜和解"，今已十四日矣，安敢表乎？余曰：有表证、表脉具见，虽再多时日，尚不妨以开鬼门法解之。体若燔炭，一汗即散。遂以羌活为君，葛根、柴胡、升麻为臣，川芎、紫苏、赤芍为佐，麻黄为使，约一两五钱重，鲜姜五片，连须葱白五根，水二碗煎一碗。热饮，而汗如雨注，病即瘳，无烦再药。公叹曰：前医误认为火证，服清凉剂多，所以疾愈甚。公，仙手也，何相见之晚？余曰：无甚奇，不过切脉不误，用药轻重适当已耳。

治张氏经闭

如君张夫人命余诊，相国先云：有娠六个月，但发热为楚。余切两寸脉浮数，两尺脉沉微，右关浮弱，左关浮芤。余思芤脉主有积血，况在肝经，人之血藏于肝，肝为血海，此断非胎脉也，乃二阳之病、经闭之候。相国问曰：何为二阳？余曰：《黄帝内经·阴阳别论篇》中云：二阳之病发心脾，男子则隐曲不利，女子则月事不来。二阳者，阳明胃、阳明大肠也。二阳有病则发心脾。人之血生于心，藏于肝，统于脾，血不流通，故有经闭隐曲病也。相国云：何以疗之？余曰：当用三棱、蓬术、归尾、红花、桃仁、赤芍，以酒煎饮，先通其经，经行后随用滋阴养血之剂以清其热，斯无恙矣。相国且不许。次日，复召余，曰：先生前言是也。因小妾有娠，久不同处，偶按腹中，毫无形迹，惟左肋下有一块作痛，体热皮焦，其热蒸蒸，病尚可虑，安有娠也？全仗仙手调治之。余遂用前方一大剂，水酒各一钟，取清液一钟，空腹热饮，左厢痛，随服二煎，顷间下紫黑血块升余，痛止。次蚤诊脉，惟血虚而已，用逍遥散为主加减，用当归身为君，南川芎、白芍药、白术、柴胡为臣，白茯苓、甘草为佐，地骨皮、牡丹皮为使，每剂酌重八钱，煨姜三片，水二钟浓煎八分，临卧温服二剂，热衰其半，又四剂，热尽蠲。嗣后以八珍佐七制香附陈益母膏为丸，服半月，肌胃润泽，再半月，体气较前更壮，月事以时下矣。此后相国深信余，过蒙嘘植①，感而纪之，时天启壬戌冬初也。

治路天衢鼻衄

太常②路公天衢，鼻衄年余，愈而复衄。以犀角地黄汤加茅根等药，皆不能效。一日，召余至饶阳③诊视。余望其色，两颐红润④，膈嗳肠鸣；切其脉，肺胃滑大，余脏皆平。因知胃满则嗳，肠空则鸣，恍然悟前贤倒仓之法有推陈置新之妙。胃为仓廪之官，今胃满，法宜倒仓。且二阳为病发于心脾，人之面属阳明胃经，胃中有火，故面

---

① 嘘植：呵护栽培。
② 太常：官名，秦置，为九卿之一，掌宗庙礼仪。
③ 饶阳：地名，今属河北。
④ 润：原作"䏶"，据文义改。下一"䏶"字同。

红而润；胃在肺下，胃中浊气浊痰变而为火，薰①蒸肺经，积温成热，肺气热极，鼻乃肺窍，故血从鼻中流出耳。理不必清肺止血，只令阳明胃经一清，太阴肺经不受浊气薰蒸，衄自止矣。法用九蒸大黄二钱，酒炒中枯黄芩一钱，炒黑山栀一钱，山楂一钱五分，枳实一钱，玄明粉七分，煎取清液，一服，果两颐不红不润，二服膈宽不嗳，三服肠鸣除，鼻衄不行矣。公复诘余曰：二阳之病发心脾，原自何典？余云：本《黄帝素问》。随命司书人取《内经》阅之，与余言合，遂批上云：谁人肯留心至此？谁人能言及至此？为之击节。此治鼻衄者当究其源也。

治史永严积郁痰气暑气侵脾

永严史公，己巳②夏以司徒大夫客燕邸，时抱伤寒症，投剂不一，服之罔效，遂近危笃。延余诊之，其脉心部虚，肺部滑，肝部沉，脾部滑大，肾部微，命门浮。余曰：此非伤寒症也，乃积郁痰气已久，近为暑气侵脾，误认为伤寒，禁忌饮食，致伤损其脾胃也，亟须少进粥食，以胜药气。随用香薷饮一服解其标暑，继用舒郁化痰之剂和其中胃，遂饮食渐增，胃气开适，精神顿王。又进健脾和荣之药调其本元，三四日而康宁强固矣。有手书《浮玉

---

① 薰：同"熏"。《韩非子·外储说左上》："为木兰之柜，薰以桂椒，缀以珠玉。"

② 己巳：此指明崇祯二年（1629）。

山歌》以识赠。

治叶少锋次子吐血

燕都叶少峰次子，偶吐血，诸家皆投以补养固荣之药，而失血尤甚。后延余诊之，按得两寸沉数，两关沉滑，两尺浮大。询其年十六岁，欲择日完婚，诸君以为待病愈方可，谓失血为虚损故也。余曰：郎君非虚损症也。缘知觉太蚤，念有所思而未遂，此亢阳一腔热郁为害耳。况有梦遗，正合此症，速娶为妙。用舒郁抑火之剂，以黄柏为君，知母、炒黑山栀为臣，丹皮、玄参为佐，山萸、泽泻为使，四服而血止不行，体气安舒。病不可不察隐情，药不可徒拘成法如此。

治处子发热咳嗽吐血吐痰

都城有数家处子，亦发热咳嗽、吐血吐痰之候，俗云针线劳、女儿痨，皆作虚损补养治，服药罕效，至有待毙者。延余诊之，脉多过鱼际，《脉经》云欲男而不得，故是脉见焉。予以舒郁清火为主，理气调经佐之。因劝其父母，俾蚤遂室家之愿，病可旋愈。夫婚姻愆期，多有是症。有会余意者，遄曲成就①，使不至乾亢而坤战②，则阴阳之患可消。此男女失血热嗽，有有余，有不足，指下要

---

① 遄（chuán 船）曲成就：曲意成全。遄，迅速。
② 乾亢而坤战：谓女子思春而不得所愿。

明，不可一概论也。余实屡试屡验，不敢谬谈。

治郑之和宠邪祟

太学①郑之和，携眷属入监②，有侍宠病，向余云：病已月余，服药罔效。余诊之，初按全无脉，再按六脉全起，顷间六脉皆大，又顷间六脉皆小。郑君问曰：先生诊脉何如此之久乎？余曰：此非常比，乃邪祟脉也。君问曰：何为邪祟脉？余曰：《脉经》云：乍大乍小，乍有乍无，此为邪祟。今病合此脉，为感触鬼魅邪神之候，他症无是脉也。君沉吟云：一月时曾于薄暮偶至园内，忽见一女子靓妆，徐徐来，有相亲意，及问其所从来，即不应而潜形。于是乃知其祟，便惊惶归室，随即卧床，语言荒谬，不吃饮食，非似平时状矣。闻昔有婢子缢死树下，倘亦是乎？余曰：果而非药力能及也。复问余何以治之，余曰：须外用祝由禁咒之法以祛其邪，内服安神宁心之剂以复其真可也。如余言，用法官符术，服紫金镇灵丹，三日而康。夫人之脉有疑怪如此者，苟非详察细按三部九候七诊之法，未必不为害也，可勿慎哉？

治林清海阳痿

福莆清海林公，叶相国内戚也。叶府席间谭③及，云

---

① 太学：指入国子监学习的监生。
② 监：即国子监，古时最高学府。
③ 谭：同"谈"。唐武宗名"炎"，唐人避讳改"谈"为"谭"。

阳痿久矣，方士多用起阳药投之，更痿甚，不知当用何药。余按得命门脉既虚弱，胃脉复弱甚，因思经云：男子前阴谓之宗筋，宗筋属阳明胃经，阳明实而宗筋坚，能束骨而利机关矣。胃为水谷之海，六腑之大源，能容谷二斗，容水一斗五升。一升，今之一大茶盂耳。饮食多则阳旺，饮食少则阳痿。今公食少且泻，安得不痿乎？治法但补命门真火，开胃健脾，使饮食日渐加倍，阳自起矣。公悦，遂用补骨脂为君，人参、白术为臣，白茯苓、干山药为佐，石斛、泽泻为使，交子时服，一二剂而起，三四剂而旺。《内经》云：诸痿生于肺热。肺金体燥，居上焦，肺虚则热，宜子母相生，脾乃肺之母也。余不用清肺热，但补下焦真火者，俾火生土，土生金，寻源之意也。柱史贾四塞阳痿，亦以此法治验。

治赵千里子滑精

顺天文学赵千里，席间偶问余：小儿滑精，遍医莫效，何法可治之？余细询病者，才交十四岁，情窦未开，又随父书房同榻，屡服固精药，病乃愈甚。余曰：此非滑精也。《内经》云：男子十六而精通。年方十四，况情窦未开，乃湿热所化，肝脾二经候也。赵公云：只闻心肾二经或动相火梦遗滑精者，未有肝脾二经以致精滑者。余云：公论固是，此原非精也。素禀肝木旺，克制脾土，脾土又失所养，因脾土受伤而有湿，湿则生热，热则流通，所以滑浊之物渗入膀胱，而从小便中出也。常有婴孩溺白似精，皆因湿热所化，安得是精乎？席客皆以余为是。次蚤召余诊，果肝脉洪数，脾脉细滑。用平肝理脾、燥湿化痰分清之剂，四服而愈。药以柴胡、白芍、苍术、白术、陈皮、半夏、泽泻、赤苓，灯心廿根，空心煎服，二剂即止。如斯速效，所谓药者钥也，投簧即开矣。

治杨续宽长郎郁结

顺天文学杨续宽公长郎病。延余诊，六脉沉滑，面如涂酥，项奘①不能转侧，起立皆昏晕眩转，饮食下咽，如有物长尺许，阔寸余，阻碍腹间，将及半载。余曰：此郁结病也，当以舒郁顺气降痰为效。病者不然，父子详告以颠末②，谓诸医皆以为虚火不足之候，已独宿半载，一日未尝缺补药，尚不能见效，用破气药，恐未宜也。余且不答。其父复云：小儿年方二十二岁，昏③娶三阅岁，尚未举子。老夫今已八旬，止生此子，宗嗣念重，医言虚症，遂令分房独宿。言讫，父子潸然泪下。旋云：先生果能生之，当竭力以酬。余笑而答曰：吾道原以济人为本，焉敢望报？郎君恙的系有余郁结之候，无难治疗。诸医以不足调养令子，过慎则益其有余，实实之害非小。倘能信余，

② 颠末：始末。

③ 昏：同"婚"。古时行婚礼以黄昏时，故称"昏"。

两都医案

二〇

一月可安。其父向余叩祝不已，惟余是从。余用越鞠二陈汤加枳壳、青皮，连服七剂，便觉胸中爽快，所碍之物消其半，饮食较前加进。劝令夫妇同处，阴阳相和，越数日，强扶可行。又服前药四剂，面光遂去，项不羹而胸中觉无物矣。再服前药四剂，饮食更进，荣卫渐和。后小腿发肿，如脚气然，父子仓惶无措，急召余诊，意若咎余药损其不足，致为虚虚之害，使脾虚发肿。余喜曰：脉气平和，此上中二焦壅塞顿消，浊气下行之验也，功奏十全矣。大凡痰气运动，有从肠间去者，有从经络中散去者。此浊气从足六经行出，一二日可保即消，不必过虑。二三日内，足下果出湿气，滂溢薰蒸，淋漓带袜，肿气全消矣。嗣服养荣健脾丸，半月体气如初。

治赵诚之天疽

顺天孝廉赵诚之，召余诊脉，先云：项间生疔，已付专门外科矣，所累先生者内病也。余诊两寸脉数大，两关脉沉滑，两尺软弱。据此脉候，大约酒色过度，郁结而成。视其项，非疔疮，乃天疽也，起生对嘴之处，上至发际，下至百劳穴，左右至耳根，紧如牛皮，硬如金石，头脰不能旋转低昂。专外科者已作疔毒，剜去中心寸许，犹如木石，不知痛楚。论五发疽中，天疽最难治者。凡痈疽有五善七恶证候，五善见三则瘥，七恶见四则危。今烦躁①，时嗽，口渴，一恶也；不知疼痛，肩项不便，二恶也；服药则呕，饮食不进，三恶也；喘粗气短，四恶也；二便不利，五恶也。七恶已见五矣。惟有灸法，灸而知痛，则生全可几②。用艾圆指头大者灸剜破四围，灸百余火，尚不知热，至二百有奇，方觉微痛。随用飞龙夺命丹二粒，以煨过葱膜包裹，以防射肺，将热酒送下，遂出秽汗一身，头项便可转侧，假寝至二三时，醒起索粥米数盂。夫二十余日不寐不食，一旦安眠，且进饮食，生机稔③矣。因令服排脓内托十宣散一剂，至明晨视之，患处如蒸蜂糕，脓水淋漓，毒肉尽溃。余曰：是可保十全也。前云五善见三则瘥，今脓④溃肿消，一善也；动息自宁，饮食知味，二善也；神彩精明，语声清朗，三善也。何虑之有？向后外上敷箍散药，去腐生新，内服煎剂，托里呼脓，月余头项皮肤如旧。此患非余几殆。凡病未有不明治内而明治外者也。

治马虞生痰火

浙省方伯⑤马公虞生，以觐入京，召余诊，时丙寅⑥除

---

① 燥：焦急；焦躁。
② 几（jī鸡）：接近。
③ 稔（rěn忍）：成熟，此谓显露。
④ 脓：原作"浓"，据义改。
⑤ 方伯：明清时对各省布政使的尊称。
⑥ 丙寅：此指明天启六年（1626）。

夜也。自云病系伤寒发表不得汗，乞为解散之。余按得六脉皆数大有力，惟肺脉兼滑如珠顶指。余曰：此非寒证也，乃痰与火为害，又因强汗不得，况重裀①叠被，顶加毯而束帕，榻前又有灼火数盆。一室之中不通风气，内火已盛，而又加之外火炎炽，故头痛如锯，认为外感，不御饮食，虚火更甚，以致如此。今用抑火化痰之剂，一服可疗。公曰：太阳经证，诸医皆以发散为要，况又身热，安敢作火症治耶？余曰：风则脉浮，寒则脉紧。虚火浮而无力，实火浮而有力。今六脉数有力，肺脉又滑，是痰火证无疑矣。如不余信，且暂减衣褥之半，去毯帕，远炭火，若是寒证，头痛愈甚，是火症，头痛稍止，此可立验也。用余言，撤暖具，痛热即解其半。遂强之下榻，饮粥一盂，痛热更减矣。又用清上抑火化痰之剂，立视煎服，痛即全愈，热亦清矣。丁卯②正月二日，便向吏部说堂③。若此症，如表之再表，汗不得出，热反愈热，不敢饮食，头痛不已，酿成大病，为害不浅，此体认贵真也。

治邓秉修侍宠有娠下血

台中邓公秉修侍宠，有娠六阅月，偶下血不止。诸医以为气虚，每日进人参饮，血下更甚，孕妇如风中旋转。

---

① 裀（yīn 因）：褥子。
② 丁卯：此指明天启七年（1627）。
③ 说堂：犹言"报告"。

诸方家言：非窨胎不可保，即怀者安全亦难。召余诊之，按得左寸沉微而涩，右寸数大而滑，左关微涩，右关浮大，两尺弱甚。因思经曰：女人贵乎血盛气衰，是为从，从则百病不生[①]，血衰气盛，是为逆，逆则诸病皆至。今此脉病是气有余，血不足。人参乃补气之剂，多服参，使气益有余，血益不足矣。丹溪云：气有余便是火。眩晕不能立，火之象也。只以补血药君之，安胎药佐之，眩晕可除而血可止，胎亦可安矣。法用当归头一两，南芎三钱，熟地三钱，阿胶、白术、黄芩各一钱，水用大茶盂二钟半，浓煎一钟，空心温服，一剂血止半，二剂血止其七，三剂血尽止而眩晕尽蠲矣，于是子母俱康。因血漏多而胎少滋，怀十二个月生一男子，明乎气血之虚实，补泻各得其宜，此二命所以克全也。

治蒋麓亭暑风

太学蒋麓亭病，时诸名家以为伤寒，服药罔效，举家危迫，召余诊视，见衣棺已全备矣。余按六脉尚有根，但虚弱之甚耳。病者角弓反张，手足搐搦，面垢不言。余未诊脉，望而知非伤寒证矣。及切得虚脉，参外证，乃暑风也。暑症与伤寒相似，但面垢背寒，此为异耳。向其乃翁云：余可保即安也。法令疾者卧地，洞开户牖，先进六一

---

① 女人贵乎……百病不生：语本《古今医鉴》卷十一。

散五钱，用新汲井水和下，遂冷汗淋漓，弓搦皆止。又用井水二盆，置病者两傍，再以黄连香薷饮一大剂投之，遂而全愈。时在三伏中，盛暑侵酷，顺时调燮①，见真守定，故不为伤寒之语惑耳。

治吴两泉久郁痰滞

鸿胪②吴两泉公，居北通州，延余至其家，时医知名者四五人在座。余按得六脉沉细而滑，手心热而手背寒，乃知其无外感证。余断曰：此无他候，乃郁结久而停滞新，非舒郁、化痰、消导、利大便，不能瘳也。肯用予言，可一药而愈。吴公闻之喜，即用陈皮、半夏、厚朴、枳实、山楂、山栀、青皮、玄明粉，令速煎服。众谓此伤寒表未解，敢轻用利药乎？公独信，随命僮③煎服，服后一夜至黎明滞痰未下，毫不相应。复入诊，诸医哂之，余有愧色。及诊，脉反浮大，身反愈热，不自解何故也。余又细心询问吴公，果因久郁痰滞在内，十日不便矣，则前药不谬，何以至是？正踟蹰沉思间，吴公内舅潘向余云：先生不必劳神，昨所服药非君药也，乃他医之药耳。对吴舍亲说是先生药，用前剂者亦是，舍亲效则邀功，不则委责，然舍亲性命为重，不敢终隐，吴公亦知之。遂皆主用

① 调燮（xiè谢）：调理。
② 鸿胪：明清时以鸿胪寺掌朝会、筵席、祭祀赞相礼仪等事，此指在鸿胪寺任职者。
③ 僮：未成年的男仆。

余药，随取原剂，余目过煎服，一两时仍不动，又进琥珀丸一粒，须臾胸腹间有响声，随下秽物半桶，如胶如漆，水冲不散，自此大安。倘误作寒症，必至伤生，治疾者可以人命为戏乎？

治曾元瓒面红鼻赤

宫詹①曾公元瓒，偶于太常张公赤涵处席间语余曰：吾面红鼻赤之候，君能疗之否？余曰：人之面多属阳明胃经，鼻准属太阴肺脾二经，清此三经，则红可消散矣。及诊其脉，果右关浮沉两取俱大而有力，是脾胃中有火，左尺浮而无力，是肾水不足也。此水不足，火有余，法用空心服滋肾丸药，午后服清理脾胃抑火煎剂，又以连翘子炒芝麻各半，当点茶不时之需，月余面鼻之红脱若扫矣。今鲁公晋少宰②，余南归，因有送别歌并诗手书以赠。

治陆玉井腰痛

水部③陆玉井公，偶腰痛不能为礼，服诸名医药，不效。特延余诊视，其两手寸关皆沉伏，两尺皆浮数。余曰：此腰痛非肾虚候也，乃因气滞闭塞，又因服补肾药饵，所以未速愈也。依余意只须疏畅其气，痛即可蠲。公

---

① 宫詹：太子詹事，属东官詹事府。
② 少宰：明清时对吏部侍郎的敬称。
③ 水部：官署名，属工部，掌水道政令等。此指在水部任职者。

笑曰：君论是也。诸君皆云肾虚宜服杜仲、故纸、人参等剂补之，逾觉痛甚。余曰：原不可补也，当用紫苏为君，乌药为佐，陈皮、黄柏为使，制一大剂服之，其气即时通畅，痛即刻止矣。公深以为是，遂煎饮，果刻间其痛如拈。公喜甚，再谢而问曰：剂中用黄柏者何意也？余曰：盖为两尺脉浮数，因温补下元所致，故剂中加之为妙也。

治王昆岳腰痛

固安县佐王昆岳，起居素不谨，偶腰痛，诸医谓为肾虚之候无疑，用大补下元温肾之剂，而痛愈甚，不能站立，且赴任期日迫急，招余诊。按得六脉沉滑，非肾虚之候，乃郁结痰气滞于经络作痛。询之，二便不利。法用洁净腑，去菀陈莝，先以琥珀丹一粒，灯心汤送下，又以七气汤一剂和之，随二便顿利，疼痛顿止。《内经》云：诸痛皆生于气。气一通畅，则不痛矣。执肾虚补养，其气犹滞，疼痛何能已耶？临症脉药，辨认虚实，庶不致有误矣。丹在前案中，汤在古方中。余每见腰痛者，用猪腰入青盐、人参、破故纸，以纸包煨酒下，此泛常肾虚者最效。如鳏居久亢之人服之，反助其火，痛愈甚矣。总之人一身气宜通泰，不宜滞塞。详治腰痛之诀，必于通气，间有入房而痛止者，是气滞亢通之一验也。

治高年郁结

经云：人之气血冲和，则万病不生。一有怫郁，诸病生焉①。余每遇长安谒选②，诸高年为选事稽延，阮途③郁结，脾神不畅，饮食少进，其脉多沉涩结束。余只以越鞠二陈汤，据脉之虚实加减调之，又以旷达之语解之，不责药资，且劝勿以频繁取药为嫌，持药资为酒需可也，往往襟怀洒畅，不药自愈，亦医中说法也。余尝闻褚尚书④云：治寡妇僧尼，别得其法，虽无房室之劳，而有忧思之苦。此深达物情之论。

治田枝麓如夫人产后热

宁泰道枝麓田公在长安时，有如夫人病，急延余诊。公曰：产后方八日，因外感表不得汗，危在顷刻，乞为救之。余按六脉虚浮无力，身如灼炭，烦躁无宁刻。因语公曰：此非外感证也，乃产后之热误用表药，愈耗真阴所致。经云产后以大补气血为主，虽有他症，以末治之，况此脉证俱属产后阴虚不足之热。法用炒干姜为君，当归、

---

① 人之气血……诸病生焉：语本《丹溪心法》卷三。

② 谒（yè 夜）选：官吏赴吏部应选。

③ 阮途：《晋书》载阮籍"时率意独驾，不由径路，车迹所穷，辄恸哭而反"，后以表示困顿不遇。

④ 褚尚书：褚澄，南北朝时人，曾任左民尚书，善医术，今传有《褚氏遗书》。

南芎为臣，熟地黄、益母草为佐，即煎温服，过一两时辰热尽屏去，霍然无恙矣。公喜谢再四，问曰：身热极，反用热药而得凉者何也？余曰：此从治之法也，温能除大热，正此谓欤。

治陈尚宝目眚失血

尚宝卿陈公四游，体极壮盛，云：青衿①时常为目眚②所苦，至京卿目眚犹未已，忽膺失血症，医遍长安，无奏效者。余切脉，见肝经弦急，心肺经浮洪，肾经脉沉滑，因断曰：此非吐血候也。缘平昔为目苦，肝木过旺，木火直冲脑髓，积温成热，熏蒸于脑，所咯而下者红血，所咳而上者白痰，此咯血候也。初云"非吐血"三字，公殊不解，以为现有血出，何云非吐？因留心自试，果由上而下者血，由下而上者痰，始信余言不谬。遂用清阳上升之剂，以柴胡、酒芩、连翘、荆芥、川芎、防风、薄荷、升麻、白芷，灯心廿根，食后煎，先闻药气，待温徐徐服，三剂，血归经而瘥。公谢而叹曰：前医皆认为虚症，用补药太多，以致如此。经云：虚虚实实，损不足而益有余者善。信夫。

---

① 青衿：一种青色交领的长衫，古时学子的服装，后用为读书人的代称。典出《诗经·郑风·子衿》。

② 目眚（shěng）：目疾。

治方太受癃闭

应天太学方太受，北雍①廷试，病小便癃闭，遍觅良医，不应。势不可为矣，急延余诊，按得太阴肺脉沉滑，太阳膀胱脉尽伏，余经脉平。余询之，前药多以分利，腹反胀满，是水窦②之不行也。余思《内经》曰：膀胱者，州都之官，津液藏焉，气化则能出矣。膀胱之下原无窍，行如云雾熏蒸，滴满阴器，然后为溺。不然，至膀胱即便而溺，无禁矣。肺为五脏之华盖，主气；膀胱为六腑之津要③，主纳。上窍一通，下窍必利，譬如滴水之器同。今诊公脉，肺经沉滑，必有滞痰在上窍，以致气不利而膀胱为癃闭也。法用二陈汤，加常山、苦瓜蒂各一钱，煎服，可即取效。公深信，遂服，服后随吐滞痰升余，溺如泉涌，即时康泰。

治傅右君中暑

中翰④傅右君先生疾危，急召余诊视。自云伤寒，命在旦夕，诸公俱已不敢投剂，只求先生以脉断我，好备后事。余先望其色，非死候也。后切其脉，两寸虚滑，左关微弦，右关微滑，两尺浮弱。余曰：按此脉，先有郁结而

---

① 北雍：明代对北京国子监之称。雍，辟雍，古之大学。
② 水窦：水道，此指膀胱。
③ 要：原作"庆（慶）"，据文义改。
④ 中翰：明清时对内阁中书的别称。

后中暑，非寒证也，可保即安。时在坐者皆哂之。公时渴极，不敢饮凉，即与西瓜水一碗，不啻甘露。公耳如车轮之声，心如人捕之状，卧于重裀，复以絮被，身衣絮袄，头戴毡巾。劝公减去衣被，除去毡巾，移卧凉塌，顷间耳和心宁。公云：先生救我离火宅，入清凉世界矣。余曰：如斯即验，非暑而何？众方敬为神妙。遂用香薷饮一大剂，逡巡①非病人面目矣。次进舒郁理脾之剂，四服全安。公笑而谢曰：医道通仙道，先生之谓也。余曰：何敢当此大誉，脉药不谬，亦幸矣。公疾始作伤寒治，强汗不得，几危。若脉理不明，寒暑不辨，必致有误。《脉经》云：寒则脉紧，暑则脉虚。暑症与伤寒相似，但面垢背寒，此为异耳。况公疾生于夏末秋初之际，暑气未去，脉虚弱，面垢而背寒，故知是暑症，奚难辩②哉？

治马如云夫人产后前阴下如衣裾状

北通州马如云夫人，产后前阴下如衣裾状，医药频投，皆不应验。延余至其家，诊得六脉沉迟，此乃虚寒元气下陷之候。法用补中益气汤，升麻为君，加干姜、肉桂为使，服四剂，收缩一半。后用皮硝、五倍子煎汤薰洗，如束皮之法。内再服补中益气汤，加倍升麻，不用姜桂，四日四剂，全然无恙矣。此前贤常用之法，缘分偶符，遂

① 逡巡：片刻，表示很快。
② 辩：通"辨"。《说文通训定声·坤部》："辩，假借为'辨'。"

奏奇效，博览待用，愿与天下共勉之。

内痈辩验论

医有专内者，专外者，虽各有专门，每至临症察脉不能了然，则局于内外之域而不相通也。盖人身血气内外相贯，有诸内必形于外，形于外必本乎中，知内而不知外与知外而不知内，此奏功之难也。且以肿、毒、痈、疽、疮、疡论，各有经络，所属不同，然所发有三等，肿高而软者发于血脉，肿下而坚者发于骨肉，皮色不变者发于骨髓。浅疮者欲在薄处，深疮者欲在厚处，其差毫厘而失千里。如治疮肿，要托裹疏通，调和营卫，法各有宜，间不容发。若调剂失当，或畏首畏尾，助病日深，转成误矣。夫肿毒见于外而有脓，脓出即愈。瘿瘤、痔瘘、疔毒之患，毒去即瘥。此有形之症，针砭点割之施，尚可易明。至一种内痈，内溃成脓而皮肤不红不肿，且不热，只作痛楚，其患或属腹间，或隐肠内，或在骨节空中，最难察识，治之无法，必至伤生。世有遇此患者，不可作湿痰留注，不可作气痞瘕结，不可以曾患杨梅疮而作杨梅结毒，不可以少腹中初起疼痛而作阴症以治。余寓燕十年，数遇抱此病者，切脉按理，知系内痈，即以其法治之，咸获生全，因为著论验。得获此症者，必是痈起微茫，初不介意，久而饮食不进，日深一日，痛楚更甚，恹恹待毙。及诊，其脉沉数有力，且不浮，便是此患。诊左手沉数则痈在左，右手沉数则痛在右，中央沉数则痛在中。再细望闻问切，万分斟酌，定见定力，自信不差，始可措手。用火针透发脓浆，斯称神妙。除此治法，恐至难救。余曾于范、赵二公验之矣，附记于后，幸高明者察之，亦济众利生之一鉴也。

治范若耶内痈

会稽范若耶，痛腹病苦一载矣，凡以医名者，靡不应聘至，而厥疾弗瘳①。忽召余诊之，按得右手三部脉沉数有力，左手三部脉浮而无力。余曰：此必内痈也。况脉与患俱右相应，非针砭决不能痊。座中诸子皆哂余言之谬，而病者亦呻吟不敢信，但曰：今所急，惟求煎剂服之暂安，至于死生，付之天命。余曰：不然。公所患者痈，实在内，若以煎剂投之，其力不能及所患之处，而反伤胃气，必成不测。范公持疑，余遂辞去。越数日，患益笃，复令人来亟请。余曰：此病若不用针砭，犹扃中而藏贼也，祸更深矣。幸为善辞。请者曰：吾闻医家有割股②之心，先生果有的见，敢不惟命。余因复往诊之，较前更加沉数，断非火针不可。时名医填座，咸咋舌以为不可。岂有肚皮如纸之薄，能容针乎？此以人性命为儿戏也。议论滋多，舌战不一。余曰：医者人之司命，如大将提兵，必

---

① 厥疾弗瘳：谓病不能愈。典出《尚书·说命上》。瘳，病愈。

② 割股：古时有割股以尽情义的记载，此指医生对患者有救扶的义务。

谋定而后战。此病用针，如邓艾入蜀，止有阴平一路①耳。若见之不真，筹之不熟，漫焉以人性命为尝试，余不敢也。今责任在余，担当在余，如不获效，何面目复见长安士大夫乎？座中有周君渭滨曰：先生果灼见不错，吾力赞之。余遂炙圆利红针，于少腹右厢刺入四寸许，针出而脓随，多至数升。满堂惊叹，皆曰：此近仙法也。因问曰：肚皮薄甚，安能容针至于四寸？余曰：肚皮虽薄，其空处可容脓数升，岂止容针四寸耶？诸君见肚皮外不红不高与不热，所以不辩为内痈。余因其久病在右，右手脉不虚浮，反觉沉数，痛之不已，知为内痈无疑耳。众咸首肯。针后以托里呼脓散药，方用人参四两，饭上先蒸软，咀片，以人乳拌透，再于饭上蒸熟，曝燥箭②干，绵黄芪四两，蜜水拌透，微火炒燥，白芍药二两，酒拌，微火炒燥，香白芷一两五钱，曝燥，四味俱制过，干净两数，共为细末，每服三钱，空心米饮送下。此乃家世秘传之方，一切痈肿出脓后，服之极易生肌。又以白及不拘多少，先为细末，临用时加乳香、没药各一钱，用箨叶③隔微火焙，润湿土地去火气，即燥，三味共研，量疮大小箍敷一围，只留针眼出未尽之脓。此方出脓后，用白滚汤稀和，未出脓小痈用醋和，箍一围，脓自顶出，亦妙。范公用此二

---

① 邓艾入蜀……阴平一路：《三国志》载魏将邓艾出奇兵于阴平（故城在甘肃文县），一战灭蜀。

② 箭：此字疑误。

③ 箨（tuò 拓）叶：竹笋的外皮。

方，乃调理月余而平。

治赵用吾子内痈

京口赵用吾公客燕邸，其子病，延余诊。先陈病原云：小儿四阅月前自山海回，因上马用力控制挫气，腰痛咳嗽，吐血吐痰。诸名家调剂，皆以滋阴抑火固荣为说，投药不应而腰肾愈痛，痰嗽如故。因暂停药饵，迄今半月，粥汤不下，昼夜痛楚，命在旦夕。余既先得病原，再细诊脉理，按得右手三部沉数有力，左手三部虚弱无神。余已量为内痈，然意不可遽定，乃令病者转身以验其痛处，初视之似无恙，再视之则右厢皮肤光亮，又细按之如有蓄水状，当是内痈无疑。遂语用吾公曰：此内痈也。宜用火针，脓出方愈，不则不可为也。其父子皆不然，诸医复云：是火是痰以致作痛，痰清火降，其痛自止，针何为乎？余笑曰：岂有如此之脉症非内痈者乎？用吾意犹不惬，向余止求煎剂蠲痛。余曰：不针则不起矣，煎药反损胃气，吾不为也。遂辞去。别后反复自视，觉内痈之谈为是，来请余针。余详脉尚有生气，欲用针从右边身刺之，奈无头项可入针处，计将湿棉纸蒙其身，先干者为头，毕竟是初起疼痛处先干也。用笔圈记，烧红针，自下而上眠入五寸许，针起脓出，约有斗余，自肩之下、臀之上皆脓所聚也。用吾大喜，曰：功巧在乎先生，神圣在乎关帝。适占问求签，得签词许可，方敢奉请，决意用针。今已验矣，先生其通灵入化乎。诗云：一纸官书火急催，扁舟速下浪如雷。虽然目下多惊险，保汝平安去复回。先生用棉纸火针，先凶后吉，非神力而何？针后用补中益气汤十余服，渐抵安全。是症最宜微细参详也。

南　案

治郑玄岳续弦十年不生育

余自庚午冬出国门，给假南旋，抵家即承大理寺^①元冲钱公召医长公郎^②，留余南都。至辛未^③冬，谒大司农玄岳郑公，叙燕都别后十年。寒温未毕，遽曰：兄来甚喜，有一要紧病，为我治之。余曰：何病？公云：续弦敝房十年不生育，至今秋经事闭有四个月，饮食少进，胸膈饱满，腹内有癥瘕，用诸药皆罔效。有作痞治者，亦不验。因示诸名医药案，命余参详立方。余曰：非诊脉，不敢立方也。遂命诊，诊得左手寸脉数大，右手寸脉细实，左关脉洪大，右关脉雀啄，两尺脉俱旺相。余曰：此真胎脉也。公笑曰：十年不生，安得有此？余曰：不但是孕，敢保弄璋^④无疑。法用川芎一钱五分，当归一钱五分，陈皮一^⑤钱，桔梗五分，苏梗八分，白术七分，黄芩五分，一剂胸膈宽，饮食进，又二剂胎气动，子母俱安。余立脉案，药方后书"敢保弄璋"四字。会公即欲请告^⑥，先发

---

① 大理寺：官署名，掌刑狱案件审理。
② 长公郎：尊称他人的长子。
③ 辛未：此指明崇祯四年（1631）。
④ 弄璋：生男孩。典出《诗经·小雅·斯干》。璋，一种玉器。
⑤ 一：原字坏，据巢抄本补。
⑥ 请告：请求休假。

家眷回池阳①，余再四留之南中调摄，待生产后回府。公不许，又立方，一路调养，并产后诸方、调护婴儿之法，以报公素爱。公月余差满，入燕矣。至壬申②春，何蓉庵差回金陵，偶尔谈及郑堂翁候家君，云生一子，弥月后殇矣，有未依余言在南中调理待产之悔，余方信脉药不谬。甲戌秋，郑公复任，留余饭，值范公太蒙至，席间举前事，尤许余为知医。

治郑汉奉夫人嗌下有痰大如鸡子

司农郑公汉奉，召余治其夫人，先陈病原始于惊恐忧郁，心胸饱满，不能饮食，嗌下有痰大如鸡子，强吞粥饮，呕出则已。又示诸脉药案，余细详阅，脉病俱对，药饵皆当。公曰：服之不效，奈何？余曰：想是病深药力浅耳。公曰：请先生诊之，何以治疗能使安谷，则有生机矣。余按六脉，用七诊九候之法，独右关浮微而滑，余部皆细弱无力。余断曰：此脉乃不足候而病似有余也，当用人参为君，佐以二陈，可应手奏效矣。公一闻用参，惊讶不已，笑曰：喉间如鸡子大痰块，参一下咽，气塞不通，危矣。余曰：无虑，用参以补下元不足之气，二陈化痰安胃进食，此补中有清理运行之妙，痰气自下，饮食自安

---

① 池阳：古县名，今陕西三原、泾阳一带。
② 壬申：此指明崇祯五年（1632）。

矣。公尚不肯信。余曰：在贵衙看煎，服后安妥，方敢告辞。因用人参二钱，陈皮一钱，半夏五分，茯苓七分，甘草四分，苏梗一钱，枇杷叶五分，姜三片，水二钟煎一钟，温服。服后便觉心胸爽快，结痰忽然降下，即索粥饮一碗，胃顿安。公喜曰：真神丹也！余曰：不过诊脉辩虚实，用药要对症，自然获效。前药之不效者，只据所陈病原用药，未察脉之虚实故耳。公曰：善。次蚤又诊，六脉皆和平，照前方又一剂，大安。

治汪叔遏囊痈

徽友上舍①汪叔遏，乃卷台沈云升之门人也。自沈公荐余，与汪君遂为莫逆，每有大小恙，皆余调治之，无不霍然者，缘相契而深相信也。别月余，偶召余至榻前，为永诀语，涕泪交加。余慰之曰：观神情，不至于此。再切脉以断之，及诊心脉沉细，肺脉沉滑，肝脉数大，脾脉浮弱，胃脉空虚，命门三焦脉数大，肾膀胱皆沉数。余曰：此标症也，根本无伤。论此脉状，当下部生痈肿溃脓，脓出即愈，下部无痈肿则危。汪君曰：无肿毒，弟当即死矣。止肾囊湿热为楚，有外科令外用敷药，内服药以散湿热，故有今日。余曰：兄有命矣，此非湿热候，乃囊痈也，用火针引脓而出即安。汪君曰：心烦呕吐，药食不纳

---

① 上舍：明代对监生的别称。

十日余，且下部痛甚，又加火针，岂能当乎？众口一词。
余曰：兄之呕哕，药食不纳，皆是外科恶证。又因敷药煎
剂作湿热治，品味皆燥，俱助热毒攻上，以致如此。引脓
一出，热毒之气随降矣，何虑之有？余言谆切再四，可保
万全。君举家皆信，命僮洗去敷药，视之脓已过熟矣。以
针炙红，针入寸余，脓随针出，其痛即止，用粥即纳，遂
霍然无恙矣。君忻然曰：何神速如此？余曰：针法原有劫
病之功，第人识不真胆便小，不敢用耳。君曰：先生切
脉，何以即知下部有痈也？余曰：脉理原通神明，特三部
九候之法，人未深得其传耳，余知其下部有痈者，诊肾与
膀胱数沉，数者多热，沉者主下部，故知毒气在下焦也。
君叹曰：非先生之神，安保余生？余亦喜治法之不谬，故
纪之。

治李子黄夫人胎坠

水部荆阳李公二公郎，字子黄，夫人孕三月矣，间或
下红，每用理气安胎剂则止。忽一日延余胗①，胗得脉离
经，如腰腹作痛，法当胎堕，询之腰腹果痛，血下更多，
众以余诊为是。然一日夜胎未下，又延他医诊，云胎未
动，用止血药饵，腹痛更甚。复延余诊，脉亦归经，第气

---

① 胗：同"诊"。《类说》卷五十引《孔子杂说》："胗不止脉也，视物
亦可为胗。"

弱无力耳。余再四详思《脉经》所言欲产脉定离经，昨诊脉已离经，胎尚不下，今日诊脉又归经，腹更痛，昨胎动，今胎安，殊不可解。又宁神再诊，脉沉迟，似元气欲脱状。余语公曰：此息胎，元气虚寒，无力产下，当速用独参，少加附子，以助气力，胎乃得下，迟则母亦难救矣。翁闻言，怆惶之极，且信且疑。余力任之，随用人参五钱，大附子五分，急煎服，顷间产下，胎果息矣。翁叹而且喜，谢曰：非公脉真药当，大力担当，何以有此？余亦甚喜。

治曹可明二公郎郁病

司农曹公讳可明，句容人。二公郎因不第久，有郁病。曹公在南部，时为壬申季冬，忽求假，并召余同至其家，为二公危证也。一到即诊视，按得心脉细小，肺脉滑大，肝脉弦数，脾脉沉涩，胃脉浮滑，肾脉浮而无力，命门三焦浮而数。余曰：据脉，平素心肾两虚，久有郁结，近因外感兼内伤，停滞候也。先宜双解，待标证表里俱清，后用养心滋肾调之则愈。翁云：小儿是虚损症，只宜补养，不宜清解，服人参、养心、固真之剂尚不能见功，用清解之剂，恐益令体弱。余曰：本虽虚而标实，故先治其标，标症一除，邪火退，梦遗止，夜卧安，而后可言治本耳。诸医以为不然。余恐仓卒诊脉有误，且不敢立方，再诊其脉，再问其证，再望其色，看舌上已生胎，焦黑兼黄，黄属阳明胃经，黑属少阴肾经，是胃中有滞，心火克制肾水，故生胎舌上，安得非外感内伤之并有乎？前医云：舌胎非生者，乃用噙化丸所积成药色也。余曰：非也，如药色舌软，一洗即退，病胎舌硬，洗不能去，此胎已老。煎灯心姜汤，以青夏布蘸水展洗，不得去，以指刮之，有分许厚。诸公欲信。遂用山栀为君，黄芩、枳实、厚朴为臣，柴胡、赤芍为佐，麦冬、花粉为使，灯心甘根为引，连服二大剂，顿觉心胸爽畅，肚腹宽舒，顷间去结粪升余，是夜睡始安，梦泄止矣。翁喜曰：先生治法神妙，请道其详。余曰：据《内经》之理而言，心肺属阳居上，肝肾属阴居下，脾胃居中州。中焦先因郁结痰滞凝住，又是补药填塞，以致中州之土淤遏，使肾水不能上升，心火不能下降，心肾不交，故有梦遗不寐之候，此梦遗非比平常治法可疗者。今痰滞下后，中焦之气得畅，水火自然既济，阴阳由是两平，故取效如此。公复问：脾土何以动而不息？余曰：人之脾属阴，主统血，乃重浊之脏，何能运动？人之四肢属脾土，上下眼胞属脾土，上下口唇属脾土，藉外动而内运也。人之舌乃心之苗，心为君象，原不轻动，所动亦属脾土。又论脾土之运动，因上有心火，下因肾水，无病之人水升火降，上下往来，转弄脾土，方能运化胃中饮食，变化气血。人能食而不能运者，是水火不能升降，遂致土滞于中耳。公又问曰：何以能食不能运？何以能运不能食？余曰：经中所言胃司纳受，脾司运化，脾胃损伤，运纳皆难。譬一付石磨，胃如磨眼，脾如磨齿，四肢如磨肘。磨肘动转，则能运化，诸物能下。磨眼塞住，即如胃弱不纳。磨齿平，即如脾弱不运。磨齿平，下物则粗，磨齿利，下物则细。人脾之盛衰消容相同。又因曹公重听，余备书呈览，公阅之称快，二公郎亦快甚。后用四物加坎离丸剂调之，悉安。

治钱元冲长公郎伤风

大理寺元冲钱公长公郎，素有伤风症，见风则咳嗽吐痰、涕流不止，如此六七年，已而又发。天启年间余在燕都时，尝治疗者。至崇祯辛未冬，余在留都①，公又召余诊视之，时公郎已十六岁矣。公陈其病原，云旧病未除，迩来有梦遗滑精之候，诸医皆以固真益元气为主，两症夹攻，深为可虑，乞余细心诊治之。按得左寸脉平，左关弦数，左尺沉实，右寸浮数，右关滑大，右尺浮洪。余曰：《内经》言男子十六而精通，但相火脉旺，似乎不宜太补。用固真益元气之药，意元气实则腠理密，腠理密则不畏风寒，不畏风寒则伤风之患可蠲，此缓则治本之说也。补既不宜，余且诊脉，据右关脉滑大，阳明胃经有痰滞窒塞中焦，使清气不得上升，浊气不得下降，太阴肺经受浊气薰

① 留都：指南京。明初建都南京，至明成祖时迁都北京，而以南京为"留都"。

蒸则热。肺原体燥，主皮毛，热则毛孔开张，故见风则伤风。法用健脾清胃消导之剂空心服，清肺热止嗽化痰之剂临卧服，使太阴阳明二经俱清，肺金不热，皮毛腠理致密，则永无伤风之患矣。公甚信。方用白术一钱，山药一钱，麦芽一钱，山楂一钱，枳壳八分，白茯苓七分，广陈皮七分，空心煎服；黄芩一钱五分，桑皮一钱，贝母一钱五分，桔梗七分，花粉一钱，炒山栀一钱，灯心五根，临卧服。三服涕减半，又三服不畏风，再三服涕尽止。公谢之再四，曰：小儿体原弱，服此清消之剂见效如此，何也？余曰：此治标之法，令公郎体虽弱，尚能食，但脾弱不能运行。经云胃司纳受，脾司运化，空心之剂能健脾运胃中滞痰，胃中空清则不熏蒸于肺，肺不热则毛窍闭，故不畏风，不畏风则涕止，痰嗽清，故见速效。后只以健脾滋阴丸药调之，诸症悉安矣。公称善。

治何蓉庵久疟

司农蓉庵何公，患久疟一年，至秋大发，诸药不瘳。余辱交①久，治之亦未绝，其故皆因不能淡口去厚味耳。疟之为病，皆是痰滞于脾胃中不清，经云无痰不成疟也。

公至癸酉①年有浙省之差，偶感微寒，疟症复发，属②余为治，以差期迫，意在速愈。余曰：此无他奇，但能薄滋味，守戒忌，不惟速愈，亦从此永无后虑矣。公曰：惟命，荤腥挥勿沾唇。方用真藿香一钱，山楂一钱，白术一钱，厚朴一钱，甘草四分，陈皮一钱五分，半夏七分，白茯苓七分，泽泻七分，灯心五根，姜三片，进五剂而霍然。可见服药守戒为尊生之律令，不必更谈玄妙也。

治何次德外感内伤

长公次德先生，偶因陪客坐凉，遂感冒，又饮冷，致表里俱病，头痛发热，烦燥难眠，腹痛泻利不止。诸人以为漏底伤寒治。司农公急告假，闭门为公郎调治。延余诊视，诊得左手人迎脉浮紧，此真外感重也。右手气口脉沉滑兼迟，胃脉亦迟滑。余曰：此外感虽重，一汗即解，内伤冷物停滞，消导可安，非真漏底候也，急宜解表。以藿香、香薷为君，紫苏、陈皮为臣，桔梗、厚朴为佐，川芎、干葛、葱白为使，水二碗煎一碗，热服取汗，头痛止，身热除，烦燥顿安。诊脉，人迎大平矣，腹尚泻利未止。余曰：虽泻利不宜用止药，其法当在疏之，法有通则不痛之说，一大通则泻利即止，痛亦当愈。法用滑石二

---

① 癸酉：此指明崇祯六年（1633）。

② 属：同"嘱"。宋代陆游《北窗试笔》诗："属儿善藏之，勿使俗子见。"

钱，山楂三钱，藿香一钱，青皮一钱，厚朴一钱，炒姜五分，灯心十根，水二钟煎八分，温服，顷间滞气大下，强半①是西瓜也，痛泻随止。公喜其神效，余曰：此标症也，来速去速，若作真漏底，不但愈迟，恐更生变症矣。

治汪遗民素劳心神兼有积饮

徽友汪君，字遗民，昔在燕都与为莫逆。余壬申卜居留都，汪君已先隐于青溪②，自筑室，额曰托园。余访之，始知其境之幽，真隐士庐也，于是得续旧交。至癸酉夏日，其乃弟山民忽怆惶召余视其兄，云是伤寒之证且重。余讶之甚，即振衣趋之。及诊，按得心脉浮数，肺脉浮涩，肝脉浮大，脾脉沉滑，肾脉浮而微，命门脉弱而沉。余曰：此非外感也，乃平日素劳心神，抑遏肺气，兼有积饮在肺胃间耳。不必过虑，但宜速治之，迟则恐成肺痿。遗民闻肺痿二字，愕然曰：弟嗽中正带红紫之色痰，此兼之以右胁疼痛，身躯不能展转，兄言是也。余应曰：不妨，但能戒饮酒，茹淡，清心寡欲，慎气以守予戒，余保兄旬日霍然也，否则缠绵，未可速愈。然汪兄素健啖，若作外感治之，必大禁其饮食，即胃气转虚，脾元亦不能旺，故先以粥助其胃气，次立方，用葛花、扁豆、山药、

---

① 强半：过半。
② 青溪：指三国吴在建业城东南所凿之东渠。

薏米、沙参、白茯、桔梗、甘草以健脾土，保益肺金，兼消积饮，服一二剂，嗽稍止而红稍淡。再二剂，痛即减而身能展转。又二剂，红更止而嗽尽蠲矣。如前方，加白合、白及收敛肺经，又数剂，旬日外果霍然无恙矣。噫嘻！此证非细察脉理，竟作伤寒治者，岂不大误哉？

治陈兰雪外感

春曹①兰雪陈公莅任，谒陵回，即卧病邸中，其婿石泠邹君与余友②，急召余视之。未诊时，邹君先细陈病原，自幼喜饮，每饮酒不用一菜，常自朝饮至暮，呕而复饮，积饮数日，则不复饭食，以解酲③之剂投之，方能食，醒而复醉，醉而复醒，饮则不饭，饭则不饮。于是经年不已，以为常事，独今春呕吐异常，烦燥不眠，此其病也。余闻之，深以为讶，不但病奇，而人亦奇矣。及诊脉，按得左手人迎脉紧盛。余曰：此非病酒候，乃外感也。仲景云：身热烦燥作呕者，是外感未经发表，欲出斑疹也。公不以为然。邹君复云：翁每每如此，只作积饮治则已，所以先陈病原者，正恐先生未见此候也。余曰：果未见也，只以常法治之，余决不敢妄议。遂辞去。次蚤复召余诊，邹君云：用前法不应，病势更甚，再乞先生诊之。余复

---

① 春曹：礼部的别称，此指在礼部任职者。
② 友：交好。
③ 解酲（chéng 程）：醒酒。

诊，人迎脉更盛，病者昏昏有谵语状，此必欲出疹。燃灯照之，两手臂已见疹影。邹君还疑多饮之人皮肉常红，复照背及胸，疹满身，俱隐隐于皮间矣，但未得出耳，始信余言不谬。遂用葛根为君，柴胡、羌活、赤芍、升麻为臣，川芎、厚朴为佐，防风为使，葱白为引，随煎一大剂服过，一时未得汗，又一剂汗方出。汗干，又诊人迎脉，平矣，呕吐止矣，斑疹尽出矣。郎丈大喜而谢，余辞归。次蚤又召余诊，脉更和矣。陈公曰：先生神手，昨不烦燥，一夜得卧，前服归脾养心之剂，反重者何也？余曰：有邪热在经，未经表散，安敢补养？如解表再迟，变症百出，不可胜言。伤寒之证，原有过街反掌之变，可不慎哉？

治范太蒙媳月经不调

玺卿太蒙范公长公媳何有恙，延余诊。按得六脉沉微而带滑，余曰：此素因抑郁伤脾、经事不调之候，当用清气养血舒郁、理脾调经之剂治之。长公曰：敝房经果不调，饮食少进，小腹常痛，夜夜发热，汗后方退热，且不孕育。余曰：经云经事一调，诸病不生，况女子贵乎血盛气衰，所以气不可不清，血不可不补。玺卿曰：小媳谙事寡言，室女时，其母闺训甚严，凡事逆来顺受，郁遏从来有之。长公复云：敝房在室时即时患腹痛，经原不调，饮食原少，连日服人参、地黄等药，腹愈痛，饮食愈少。余曰：人参乃补气之剂，地黄虽养血，乃滞腻脾胃之剂，今所议清气养血、理脾调经，是对症对脉之剂也。空心服秘传琥珀膏以止腹痛，腹痛一止，气自行，血自和，经自调矣；午后服煎剂，但得气血冲和，饮食倍常，积郁一舒，即孕育亦可许矣。煎剂：方用醋炒香附二钱，全当归一钱五分，白芍酒炒一钱，川芎隔纸焙一钱，广陈皮一钱，白茯苓七分，柴胡七分，制半夏五分，炙甘草四分，姜引，午后服。琥珀膏方：法用真血珀一两，红花一两，砂仁五钱，归尾五钱，共为极细末，将建砂糖八两，以酒稀和，生绢滤去渣滓，砂锅内桑柴火炒滚，将前药入内，搅①匀凉定，用银器盛贮，磁罐亦可，每日空心四五茶挑，空心热酒送下。此膏治男妇大小一切痞块，无论远年近日，神效，乃先大父遇异人所传之仙方，非其人，未尝轻泄也。及何夫人服四两，腹痛止，经事调，虽有煎剂兼服，然此膏之功居其强半，经调之后诸恙皆除，时为甲戌之夏。至季秋，召余诊他症，诊毕复诊何夫人脉，左手三部洪盛，右手三部平和。余断曰：此无病之脉，乃孕脉也，其祥当是弄璋，不必服他药，只服达生散以为易产之助。用当归一钱，白芍一钱，白术七分，黄芪八分，大腹皮七分，陈皮五分，甘草四分，紫苏七分，各制过，共为一剂，每日空心一服，至十二月廿八日果生一男，临盆甚易。脉药一

---

① 搅：原作"搂"，据文义改。

应，灵验如此。凡人之急于祈嗣者，不可不详究于调经解
郁之理，以迎和气也。

治姚现文中风中腑候

郑大司农甲戌元旦日以宫詹姚公现文有危症，嘱余视
之。按得左寸脉浮而无力，右寸数滑，左关沉微无力，右
关滑大，两尺虽不起，重按之附骨尚有根。余语宫詹二公
子曰：此中风中腑候也，据脉可保十全。其外证卧如尸，
声如鼾睡，呃逆如噎，阳物尽缩，小水时遗，浸臀破烂，
痛楚皆如不知，不能转侧。时诸医皆云中脏，由《内经》
所论鼾呼则肺气绝，遗溺则肾气绝，阳缩则肝气并胃气绝
耳。询之公子，病始于年前十二月廿一日，虽中，尚能言
语，所服治诸中风发散顺气牛黄丸等药。至廿四日始鼾呼
不语，饮食不下，右手足偏枯，治者又以乌药、香附、南
星、羌活风门诸等之药投之，日重一日，至除夜始大有不
可为状矣，故诸医皆云不起。余不以为然，何也？岐伯所
谓偏枯则半身不遂，又曰中腑则肢节废。今右手足已痪，
此中腑候无疑矣，故可治，方宜先用枇杷叶刷去毛，蜜水
拌炒，三钱，柿①蒂七枚。余亲为用银器煎汤灌之，俟呃
止再进煎剂，顷间呃逆尽止。因右手寸脉数，肺热之极，
当用沙参、麦冬，遂以二陈佐之，竹茹、姜汁为引，煎服

---

① 柿：原作"苫"，据文义改。

后，鼾呼少止，睡卧少安。初二诊，肺胃脉稍平，又照前一剂进之，更觉大安。初三日诊，肺胃脉更平，余谓二公子：病势虽安，厥疾不瘳，病重服轻剂有误，病轻服重剂亦有误，经云中风不语，其种不一，以今病言之，乃风痰火壅之候，当用石膏坠之，大便阻隔，当用大黄利之。立方以石膏二钱五分，九蒸大黄二钱，佐二陈煎服，待肺中痰火清抑下胃，传送肠间，欲大便时，余再为之计画。有他医欲加玄明粉即大便，不必石膏，以石膏为阳明胃经药。余曰不可，此法只宜到胃肠，不可泄元气。如直走泄，似乎欠妥。众亦不可予言，予任之甚力。二公子时亦见信，即煎人服之，尔时痰火随清，向二公子大哭，又索粥饮等食。二公怆惶问余曰：哭者何也？余曰：哭乃肺气开，思食乃胃中空，此正好机括也，幸勿过虑。次蚤为初四日，诊时余方到榻前，公即举手谢余。诊毕，看右手何如，又向余痛哭流涕。余曰：公不必过虑，可保无虞。公复指心相谢。余问曰：欲大便否？止答解不出三字，此初出语也。二公子又问曰：痛哭如此者何也？余曰：此心窍稍明，方知病势到此。诊得肺胃脉沉而滑，此必欲大便，但幽门秘甚不能出。法用犍猪胆一具，加蜜少许，以竹筒引胆汁润下，时即结粪下有升余，继以痰块，鼾呼顿息，能翻身向里卧矣。余即嘱二公子曰：病加于小愈，纵有大丹，不可轻信妄投，此毫厘千里时也。时有翰林闪公督府茅公在榻，所闻予言。公自大便通利后心胸灵快，肚腹宽畅，用粥数盂，语声渐出。又诊肺胃脉大平，其功有八九矣，乘此有未尽之痰，再用石膏、贝母、沙参为君，佐二陈，投之一剂，后即当用补养气血之药调之。初五日，何继充到，大公子又同吴完一至，闻之吴云不宜用石膏，又闻之何云当用石膏，遂煎服，较初四日更安。初六日蚤，又召余诊之，六脉俱浮而无力，两尺尤甚。经云人之有尺，如树之有根，今尺脉浮而无力，犹树之离土也，且鼾呼复大作，呃逆更甚，胸腹抽掣，痰喘气噎，危在旦夕。余惊曰：此必误投他药，前功尽废矣。二公子见势急，具道曾服他药一大剂，大汗一身，乃变此证。其方用苏子、山栀、连翘、枳壳等发散之药。此患中于右，原属气虚，今出汗，气又虚，此损之又损、虚而又虚矣。有何、吴二君在，可断不至误。余固辞，未敢留方。初七日早，又连召入诊，按得六脉甚弱，视右手瘦小，皮倏皱干燥，余大为骇，又示之方：芩、连、山栀、连翘、犀角苦寒之药各二钱，投之一服矣，又出汗一身，所以脉更。时命在须臾，余念大司农公意，与何继充同议用药，为心重姚公，故不避众嫌，力辩其理。有友云：非关药也。初五日诊时即说医不得三字，难度初七八，且两药方与某同议者，今之危何独罪我一人乎？某亦默默。二公子云：既言医不得，就不该下药，误事至此乎？余曰：病虽重险，尚有生机，非多人参，不可拯也。时陈太常茅督府汪国学俱在座，闻用人参，皆讶之，二公子亦不许下。何云且试之，余极力要用，留余，请闪翰林同宿衙斋，要余一人担当，方许服参。余曰：如不奏功，何以出此衙？方用人参三钱，麦冬三钱，佐二陈、竹茹、姜汁、枇杷叶，余亲手煎，至榻前视公服下大安稳，方敢和衣少睡，一夜众尽惊惶待旦。公此一夜熟睡，呃逆鼾呼十减其七，及诊脉，六部皆收敛有根荄矣。再用人参五钱，合前方一大剂，人事复明，语声复出，右手皮肤亦复如初，且能举手至胸前，非人参之力，何以逮此？余谓二公子曰：自元旦至今，若非用他药之误，一月可收全功。但今元气一泄，恐功不能速也。二公子唯唯，甚称服。此后公元气既复，血又不可不补，经中所谓中风百病之始也，皆因真气失散，邪气乘虚而入。西北风高，人多真中风，当用疏风发散之剂；东南卑湿，人多类中风，兼中气之候，当用补养气血之剂。今公是类中风，中腑似中脏候也，所以不宜用辛燥发散之剂。况公文章词赋素劳心肾，以心藏神、肾藏智也。心肾既伤，精血耗散，故有是症。经云：足得血而能步，掌得血而能握，指得血而能捻，舌得血而能言。闻太史公二年前常指强落箸，是血少不能荣于指也。然中指属厥阴心包络，食指属阳明胃，无名指属少阳三焦，大拇指属太阴肺，小指内属少阴真心、小指外属太阳小肠。指不能为用者，乃六经络已气血虚弱久矣，是以余云血不可不补。大抵中风一候，治之之法，如调养婴儿，反①老还童，方得复原，不然十无一生、百无一痊者何也？如初生赤子食母之乳，渐渐能坐能步能言，皆由血养。余意以人补人、以血补血，公全是血少不能荣养筋骨，手足为之不仁，大便因之闭结，法用当归为君，芍药、人参、天麻为臣，陈皮、半夏为佐，红花、秦艽为使，姜汁、竹沥为引，浓煎，再加人乳半钟，每日一服，灌溉诸经，润燥大肠，外用红花、艾叶炒热，以大红布包熨右手足，务使经络中气血暖而运行，无使寒而凝滞，经云寒则筋挛是也。如此法每日调治，至十五日，公神清气爽，音语渐明，翻身向里外，辗转如意，饮食倍常，逐日持准提咒②，阅月报③矣。第④忻忻常有喜笑，二公子见笑，反以为虑。余曰：笑者心气开，前所谓反老还童之说也。初生婴孩先只会哭，是肺窍开，肺为五脏之华盖，故肺气先开，继而能笑，是心气开，心在肺之下，笑后能言，然心气渐和，脾气渐运。脾在心之下，心肺气血相通，故能藉脾运舌也。舌乃心苗，心原不能轻动，非脾不得动也。再能坐，是肾气和也，肾与骨合，故能坐。再能步，是肝血盛，肝与筋合，

---

① 反：同"返"。《论语·子罕》："吾自卫反鲁，然后乐正，《雅》《颂》各得其所。"

② 准提咒：一种佛教咒语。

③ 报：报应。

④ 第：只是。

是血荣于筋骨也，故能步。又值苏州名医张云来到，时吴完一者二旦暮即回金阊①矣，何继充亦欲去，余遵大司农命强为留，然以公贵重，余一人不敢独荷此担，值云来至，余为喜甚。张诊脉，曰有风寒痰火，与吴医之言合，云当用苏子降气之剂。余曰不然，前车既覆矣，仍以归、芍、二陈、红花、竹沥、姜汁、人乳服之者是。及次蚤煎服，午后召余诊，脉证又变矣，神情又槁②矣。二公子惊问：今日之脉与何时脉相似？余曰：似初六七。二公复曰：今日家父用淡酒一杯，又易席褥之劳也。余曰：不然。想未服余药，服他药剥削致损耳。二公情不能隐，曰然也。余仍劝服前剂，遂别。次蚤又诊，脉更变甚。余至中堂，与云来大商榷一番③：急则治标，先清痰降火为主，俟火清痰降，然后再补，恐留住邪气在经，终为不起之症，此一定不易之理也。然亦如此治之矣，不见减而反剧。缓则策必出于治本，故气血两补，佐以化痰，每应手作效，是宜清乎？宜补乎？云来俄然虚心大悦，曰：倪先生开心见肠，议论极是，俱依方调之。每日仍以参、芍、归、川兼二陈、人乳等药，加减煎服，又几半月而精神、饮食、语音皆日见佳候，下榻坐禅椅，诵经咒，扶之步矣。云来见如此效验，再四为公代致谢，云来真谦虚仁人

---

① 金阊（chāng 昌）：指苏州，因苏州之金门、阊门两城门得名。
② 槁：干枯。《说苑·建本》："弃其本者，荣华槁矣。"
③ 番：原作"翻"，据文义改。

也。遂辞去，余强为留，不止。此后余一人旦夕担当，每投剂以补血归身为君，补气参术为臣，二陈为佐，和人乳共服。偶尔右臂出汗，六脉平和，又加黄芪二服，汗即止，痰气亦平。再以补血药主之，复大安。余曰：待春夏之交，当霍然矣。又有公门人唐，特召余细询之，余具述其详曰：姚公，名人也，实托命于余，且辱大司农之敦请，余故晨昏思维，期奏功于一日，今已效十之九，公不必过祝也。此症诸医见之皆却走，余敢保复原者，亦经验广，且治法与众殊，且见脉颇真，故药不至妄投耳。唐曰：有倪先生如此担当，吾何虑焉。甚为喜，二公子亦喜。此后服药无间，而精神大王，身体大康。但天气暄和，人身一天地，气脉自然运动，饮食调摄得如法，即勿药可以奏功。偶有执一偏之论者曰：如贼在屋，必令贼去，终不宜服参。公因之，余因亦辞去。公此症屡平屡剧，其平皆是用予言，其剧皆为诸君误。诸君肯以予之言医，公则用药皆当所深愿也，功正不必自我收耳。

治汪君甫子阴厥

徽友汪君甫病危时，值余肩舆①过其门，伊翁见，邀至堂，云：小儿病已不起，身如冰铁，惟胸前尚热，衣棺

---

① 肩舆：两人抬的轿子，此谓乘轿。

俱备。第父子之情，不忍即敛，敢乞为细诊以诀①之。倘有生机，即公之再造也。余按六脉，皆不应指，按至骨，两尺微微隐于筋骨之间。余曰：只此是生机也。然此候是阴证似阳，必误投凉药所致，谓之阴厥，非参、附不能回阳返本。如尝用过温热之药，则不可救矣。翁曰：先服过山栀、芩、连等剂，未曾用参、附也。余曰：得之矣。法用大附子五钱，人参五钱，干姜一钱，白术一钱，肉桂五分，留一剂而别。余嘱翁曰：令子服药后，手足温、六脉起则生，不则无济矣。余又为邻人邀诊，诊毕，正调剂间，翁叩首阶下云：公乃恩星，救小儿复生，手足已温，六脉已起。余复诊，六脉果起，手足果温，眸子豁动，即微言先生救我。余曰：无虑，君有生机矣。翁曰：小儿赖公再造，洵②有夙缘。前查五星，判七月六日午时恩星进宫，仇星出宫，过午不回则无生气矣。今时日正应，公真恩星也。余笑曰：郎君原有救星，假余之手耳。又进养荣健脾剂计七服，而渐有起色。斯有命有救，俱非偶然，难逃乎数也，故纪③之。

---

① 诀：通"决"。《史记·扁鹊仓公列传》："乃割皮解肌，诀脉结筋。"
② 洵：实在。
③ 纪：通"记"。《释名·释言语》："纪，记也，记识之也。"清代毕沅疏证引叶德炯："纪、记二字古通。"

治吴从先嗽久过用清肺凉药

国学吴从先，延余诊，按得六脉皆微细欲绝，咳嗽无力，语声强不能出，只仰卧，不能展转，但闻微息隐隐在心肺间，丹田与中气不能接应。询厥所繇，嗽久过用清肺凉药，致伤脾胃，因而少食，元气不充，脉息欲脱。治法先用生脉散以壮元气，再为调摄。方用人参二两，麦冬五钱，五味子三钱，煎成一碗，贮壶内，吸饮之。余坐待复诊，饮毕，按六脉尽起，声从丹田，与中气遂得接续，皆赖参力也。次蚤，按六脉更有神，独肺脉尚弱。余述：经云虚则补其母，脾乃肺之母，肺金既虚，当补脾土以生之。虽咳谓有声，属肺气伤而不清；嗽谓有痰，属脾湿动而生痰。今不必清肺，只补脾胃为主，俾其饮食能纳能运，子母自然相生，其嗽自愈。以四君子汤为君，佐二母、山药、莲肉，每午一服，七日七剂，饮食倍常，精神顿旺，咳嗽尽蠲，步履亦健矣。如此久虚之候，若不以多参生脉固益元气，复用子母相生之法，未有能瘳者也。

治程长孺多痰泄泻

国典长孺程公，就余诊之，按六脉沉迟带滑，望颜色充满而润。余曰：公无他恙，乃恃其体厚有火，过饮凉冷，多饵清剂，致使胸中痰气凝结，肠胃虚寒泄泻之候也。公笑曰：君切脉如神，生果无他恙，惟多痰泄泻作楚耳，公必有见垣一方以疗之。余许一二剂而瘳，遂用陈皮、半夏、茯苓、甘草和中化痰，白术、干姜、泽泻、肉桂燥湿分利，三服而瘥。程公虽素有火，用温暖治效，即张长沙云"热深厥亦深，热深更与热药宁①"之句，余极敬服，此善治之法也。余每见医以温治热，愈有八九，以凉治寒，百无一二，此何理也？经云：诸病皆生于气，气暖则行，贵乎通流，气通流则无病。人身之气血营卫，行阳二十五度，行阴亦二十五度，为一周也。一日一夜，凡一万三千五百息，共行八百一十丈远。人既得寒症，则气脉已闭，仍用凉药，是源已壅阏，又从而塞之矣。营卫之行迟，则丈数渐短少，经络受寒凉，气血便凝滞，安得不病乎？治病虚实寒热，投药温凉恰当，最为要紧，故述之。

治李渐鸿肾泄

柱史渐鸿李公，癸酉仲秋七日黎明时顾余，曰：昨晤范玺卿、李临淮侯，遍访名医，始知君在留都久矣。因叙燕都相与之旧，兹幸得再觏②。余诊之，望其色无神，切其脉沉迟歇至，肾脉欲脱。余曰：公非病久虚，亥子时作

---

① 热深厥亦深……更与热药宁：按宋代朱肱《类证活人书》卷二十二引南宋李子建《伤寒十劝》作"仲景所谓热深者厥深也，热深而更与热药，宁复有活之理"，与本文所引义不侔。

② 觏（gòu够）：遇见。

泻，不见此脉，元气已虚，又加泄泻，此虚而又虚，如不速御其泻，非佳候也。公问云：君何以知亥子时作泻？余曰：亥子属水主肾，肾脉欲脱，当有肾泄之候。君以何药治之？余曰：法用五味子、车前子、补骨脂滋肾止泻，再用糯米、人参以助元气，服此药，不但其泻即止，久虚之症亦可疗矣。公曰：正苦夜半一泻，每泻即昏愦①不知，饮独参汤，少顷方苏。君切脉如神，方亦捷妙。余曰：以脉定方也。遂用五味子三钱，车前子二钱，补骨脂一钱五分，共为散，将人参一钱、糯米一合煎浓汤，调送下，须在戌末亥初时服有效。余即制三服，公携归邸中，如法服，一匕止其半，再匕而全愈。又连服补中益气汤七剂，气体康泰，饮食顿增，非曩时颜面矣。公年已古稀，如不先固元气，久虚之病何以得瘳？临别又诊，六脉虽起，歇至未平，余立丸药方与之调摄。余祝曰：公归，须屏却交接，静养元气，以恬澹为务，自得为功，便可长生久视。公忻然拜别，遂返棹四明。

治闵夫人惊恐不寐及经闭腹痛

国助修之毛公，延余诊闵夫人，按得心脉细数，小肠短涩，肝脉微弱，胆脉沉微，肺肠脾胃脉皆滑，肾与命门

---

① 昏愦：昏愦。愦，通"愦"。《说文通训定声·履部》："愦，假借为'愦'。"

脉俱浮。余曰：据此脉状，浮沉两取，乃久病虚中有热，肺脾胃中有痰有火，故气不畅而少食，神不安而易惊。治法宜养心血、清肺气、和脾胃，疏火化痰之剂调之，俾其脾胃纳运，气血冲和，饮食多进，痰气自顺，虚火自降矣。公曰：贱荆①自幼心虚胆怯，一夜不燃灯则惊恐不寐，体气素弱，发热肤干，饮食少进久矣。余曰：如公之言，脉症皆应，服十数剂可安。方用当归身二钱，枣仁一钱五分，白芍药一钱五分，白术一钱，柴胡七分，黄芩七分，陈皮七分，白茯神七分，甘草五分，防风五分，半夏五分，生姜灯心为引，服七剂，热减其半，再七剂，饮食加倍，体气和畅。复诊，数脉皆平，惟见本虚弱脉，肝脉见芤带涩，主血海闭竭，当有经闭癥结腹痛之候，前剂治标，今琥珀膏治本。公曰：经闭三十年，腹痛时举时已，此非本病乎？余曰：经中所言标而本之，本而标之，以急为标，以缓为本。经闭既已三十年，腹痛时发，不为不缓矣，当作本病治。琥珀膏每日空心一服，经可调而腹痛可止，癥结亦可消矣。公曰：其痛不举发足矣，调经消癥，不敢望也。服琥珀膏四两，痛止癥散，经事忽下。公惊曰：久虚之人，当此经行否？余曰：再诊脉以调之，不必虑也。按六脉和平，气血通畅，所以经事始通，又服养血健脾丸药调之，悉安。诸痛宜气行血通，通则不痛，屡验

---

① 贱荆：对他人谦称自己的妻子。

神奇，皆赖琥珀膏之功多也。琥珀膏方在范玺卿案中。

治文伯胜痰火兼胃暑热

司农伯胜文公，延余诊，按得六脉虚滑，肺脉稍带数。余曰：此症乃肺经有痰火，兼冒暑热之候，当用清暑抑火化痰之剂，即瘥。公云：是风寒发热，头眩烦燥无汗，似宜解表，汗出可愈。余曰：公无汗，是肺窍有痰，肺主皮毛，因腠理致密，故无汗。若是风寒无汗，左手人迎脉当紧盛矣。公之右手气口脉数滑，是痰火闭塞空窍无疑也。公又云：咽喉作痛，吐纳俱碍。余曰：此正属肺气不利，痰火之为害也。人之嗌窍有二，有咽有喉，咽以纳气，喉以咽物，咽通乎肺，喉通乎胃，愚意公宜清利肺金。遂进桔梗为君，甘草、玄参为臣，贝母、花粉、香薷为佐，薄荷为使，灯心为引，服二剂，烦热止，咽少利，又二剂，霍然无恙。如此微疴，倘依前误作外感，强汗不得，御其饮食，以致水窦不行，津液涸涩，酿成喉痹之症，再以专外科作咽喉治，必至危殆。医乃人之司命，如指下不明，投剂失当，岂不误哉？

治何夫人失血咳嗽危候

何相国丙子冬遣使持书至广陵召余，为坦翁①方太史

---

① 坦翁：对亲家翁之称。坦，古时对女婿之称。典出《世说新语·雅量》。

公何夫人有失血咳嗽危候，诸医诊治，药饵罔效。余诊得心脉微弱，肺脉滑大，肝脉沉涩，胃脉大，脾脉数，肾与命门俱细小。余白相国云：此病心血不足，肺气有余，肝经血少，气结已久，胃中有火，痰气亦久，皆缘脾弱难运，以致饮食不能变化气血，变而为痰为火，熏蒸肺气，肌肤消瘦，咳嗽不眠也。第所失之血非虚劳吐血可比，因月信不来，是错经妄行，随火升上故也。询之太史公，经果闭而不行。然此病清火不敢用山栀、芩、连以寒脾胃，养血不敢用生、熟地黄滞腻中焦，益气不敢用参、芪以塞经络，只宜平和性味先止咳嗽为主，待嗽止，用平肝理气、养血健脾，服十数剂，敢保安也。法用沙参为君，知母、贝母为臣，花粉、麦冬为佐，桔梗为使。余觉相国阅此方太平淡，未必确信。及服一剂，嗽即减其半，又一剂，嗽止其七八，再一服，嗽觉有瘳。又诊脉，肺胃两经大平矣。余思治病不必尽剂，咳嗽既愈，又当平肝养血、和气健脾，法用柴胡为君，白芍、当归、白术为臣，陈皮、甘草、茯苓为佐，半夏为使，姜引煎服，大安。但左厢原有癥结一块，每一发时遂痛楚攻逐心胸，服此煎后，遂未再举。盖何夫人肝木素王，恐交春克制脾土，服平肝之剂预为疗理，春季果无恙。又防长夏暑湿侵脾，又服和中健脾之剂，法用苏梗、陈皮、白术、白芍、山药、扁豆、当归、沙参、茯苓、甘草，每日一服，盛暑中饮食已倍常时，肌肉渐丰而泽，至秋亦更觉肢体充盈，脾胃健运，气血冲和，所以古圣云治未病不治已病之法也。左厢癥结，前至脐，后至脊，贴千金化痞膏，顿消痛楚，永不再发矣，始信余用平和之剂以致奏功。倘补泻寒热一偏之见，未必霍然如此。愿我同志者凡遇疾病，只以诊脉虚实寒热为据，用药引经对症取效，不必炫奇也。太史公命余立案以记之。

治何夫人泄泻

孟秋中浣①，忽云食后偶感，胸满作泻，召余诊疗。按得左手人迎脉平和，气口脉虚弱，胃脉微滑，脾脉虚涩。余向太史公云：此脾虚气弱，不能运胃中之食故耳，非外感有余停滞之候也。不敢用解散消导之剂，只可益元气、健脾胃而已。太史公且不许。一二日后复召余诊治，按得六脉虚弱欲脱，命门与胃两脉更微甚。余惊疑不识何故，急向公云：如此脉状，非大温补元气，不能即起。太史公不以为然。乳母传言：手足俱冷，语声无力，中气不接，面目无神，泄泻不食。余曰：脉症既对，势不容缓。遂投理中汤合五苓散，加补骨脂，一剂未验，再剂脉稍起，三剂脉顿王，食甘而泻止，去后亦实，较初秋精神饮食倍加。太史公深信余脉药及时不谬。

---

① 中浣：每月的中旬。按唐代制度，官吏每十天一次休息沐浴，于是每月分为上浣、中浣和下浣，后借作上旬、中旬、下旬的别称。

治汪君遗疟

丁丑季夏上浣，余因久不晤汪君遗民，因便道过而谒之，欲叙寒暄。阍使者①回云：乔梓辈俱病疟，遗民公更危殆之极，呼吸间命恐难保，止欲留刺②而已。余因平素与遗民公最善，故入榻次视之，果公危甚，尚知余至为喜。盖癸酉夏余曾治公大疾有功，因余屡岁在广陵，今复入白下，且未期月③，而公不知余至，故病至此耳。一见余，真不啻久旱甘雨，他乡故人也。余遂诊公，果胃与命门两部之脉弱而欲脱，且眸子之光隐而无神。余更细询之，云前月廿七日因泛舟桃渡，暮归即病。延医，为伤寒治，遂忌饮食，已七八日矣。余曰：脉非传经外感，况又成疟，且人年登甲子，藉谷气以生，若再忌饮食，元气一脱，恐不能起也。余遂用正气扶本之剂，更令粥饮。随时问及郎君，云亦病疟。诊之，病与脉符，遂一剂而痊矣。第其翁服前药与进粥饮，亦觉稍安，不意次日翁自用截药④一剂，以致剥削真气太甚，而下元命脉更惫于前，因而右痪之状见乎形矣，此属气虚类中风之候也。余曰：若作真中风而用发散之药，则立毙无疑矣。此时非用参、

① 阍（hūn 昏）使者：守门人。
② 刺：名刺，即名帖。
③ 期月：满月。
④ 截药：药味少而用量大的药剂，多用峻猛有毒之品。

附，断不能回生。其郎君首肯之，遂用附子理中汤加陈皮、半夏、肉桂，一服即精神稍王，二服两脉稍起。三剂加补骨脂，饮食多进，两脉尽起，精神大王。但语言恍惚，大便结涩，再诊，心肺脉滑，用当归、石膏、天麻、黄芩、花粉、二陈、竹茹、姜汁，服四剂，大便方利，语声更明。遂止前剂，又进二陈、芎、归、芍、术、参、苓、秦艽、牛膝引下之药，则步履渐移而渐复其元矣。噫！今日之治公，抑同癸酉之治公，重添一案，见造物有数，不佞与公有缘也。

治吴汝为疟

司马行翁吴公令子汝为，延余诊视，先陈病原云：五月中赴考感冒，因食面兼之内伤，从舟旋归，变而为疟，自二十三日发起，一日轻一日重，每服药尝用参一钱二钱，地黄三钱四钱，疟仍发不止，何也？余诊时，觉人迎脉浮大，气口脉滑实，加以大便两三日一解，燥结难下，故面黄唇白寒战，两三人压身，尚振振不止，饮食少餐。余向司马曰：此症外感未解，内滞未消，是其人参、地黄滞腻之药妄投故耳。如依余意，敢保渐安，当用散解剂以清外邪，琥珀丸以消内滞。司马公喜予言，曰：是也。前抵家止用解药一二剂，未清即补。又云：所用地黄者，因服八味丸、补中汤而疟偶止一日，故后知用补，不知后补又不应。余曰：补药忽止者，正乃八味丸中有桂、附以行内滞，补中汤内有升麻、柴胡以散外邪，是偶中尔。若据气口、人迎二脉，决不敢更补。司马公曰：然。余遂用藿香、香薷、柴胡、防风、半夏、紫苏、陈皮、干葛一剂，琥珀丸一粒，下有黑色结粪如许，胸膈顿宽，饮食爽畅。次蚤诊，人迎气口俱减其半，疟亦十止其七，又仍服前丸剂，更下黑滞，继以黄粪，胸次又舒，疟减其八九。后诊人迎、气口两脉俱大平矣，再进六君子汤加泽泻、柴胡、山楂、白芍，和脾胃，进饮食，清小水，解余热，服数剂，全安。司马公云：公脉识真，药用当，可谓见垣一班①也。

治李夫人郁结痰滞

晋熙庠友博豸许君，方太史公之西席②也，其李夫人病伤寒廿余日，饮水不进，中膈胃胀，心气上触痛不止，诸医为不起症。太史公召余诊而决之，按得左寸沉细，左关沉涩，左尺沉微，右寸沉滑，右关沉弱，右尺沉而有力。余曰：此郁结痰滞中焦之病，因误作伤寒，禁忌饮食，致伤胃气耳，服余数剂，可保无虞。遂用舒郁理气、化痰化滞为主，法用香附二钱，乌药一钱，枳壳一钱，陈皮八分，半夏七分，苍术一钱，桔梗八分，紫苏一钱，姜

---

① 班：通"斑"。《说文解字注·文部》："斑者……又或假'班'为之。"

② 西席：古时对家塾教师或幕友之称。

引,一服中气即畅,心胃即舒,少进米饮,二服更觉爽
快,三服即起称愈。偶尔腹痛,余云:因血涩气秘为难,
余症未尽。又进琥珀丹一粒服之,顷时腹痛随止,痰滞即
下,遂粥食多进,胃气大安,从兹霍然无恙矣。许君谢
曰:前医因作伤寒,戒忌饮食,致于胸满,饮水即呕,几
用利药,尚不能通。服先生妙剂,何以胃气即开,胸膈忽
宽,饮食遂进?真神丹也!余曰:前医误认伤寒,过于发
散,因忌饮食,使胃气返伤,元气闭塞,以致运化不通,
故胸满不食,胃弱呕吐。余按脉,稔知是郁结气逆无疑,
故服前饵,速效若此。倘不以脉辨,仍认伤寒,则失之千
里矣。习岐黄者,可不慎哉?许君深服予言,特嘱以标一
案云尔。

治黄四长足疾

四长黄公,与余燕都旧识也,卜筑桃叶为邻,颇有林
泉之致。偶因足疾举发,召余诊视。公先陈病原,素有脚
气,每发痛楚,从足走至膝上,今痛入腹,以热物熨之,
尚不能解。余按脉,六部俱沉微而迟。余曰:此漫阴也,
非附子理中汤温补,不能起也。切不宜用一味凉药,以伤
本元。公曰:有幼科在东魏君,已先用过肉桂、干姜,其
痛未止。余曰:此君用药当也,药力之未及耳。随服余
药,脉稍起,痛渐减,再剂六脉尽起,其痛尽蠲。倘作脚
气攻上为治,岂不误哉?

治吴函三三郎疳症

中翰吴函三公三郎，方四岁，病年余，腹大胸满，肢瘦面黄，每夜发热甚炽，至天明稍退，午后复然。诸幼科调治年余，终为难疗，只暂扶脾胃而已。丙子初夏，谒何师相，师相语中翰留余治郎疾，意甚诚恳。余亦精心诊视，察其必成疳症，气口脉沉滑有力，内有积滞痰饮结于胸中，发热者皆是痰之所为也，必痰消而后热止。询之乳母，一年前尝食饼乳受惊，胸中块有茶杯大，至今未消。按之果然。夫块，在左属肝经积血，在右属气滞，在中属痰饮，脉症相参，痰更无疑矣。因用狗宝一两，牛黄三钱，朱砂二钱，玄明粉一钱，每服一钱，蜜和淡姜汤送下，一服滞痰少下，次蚤一服，午后下如鸡子清滞痰碗余矣，腥臭殆不可闻，于是痞块尽消，其热顿清，随服和胃健脾药饵调理之。余恳师相亲嘱何夫人，禁忌口腹，恐脾土复伤，致成脾虚之候。用四君子汤加山楂、麦芽、山药、扁豆以扶脾胃，又制肥儿圆半消半补。恐饮食多唉，不能运化，用人参、白术、茯苓、甘草、山楂、麦芽、青皮、陈皮、半夏、莲肉、五谷虫，蜜丸重一钱，一粒空心午后大枣汤送下。调摄月余，脾胃冲和，饮食易化，肌肤润泽，从此可跻寿域，余遂拜辞师相，返棹邗江矣。

治范汝申疟

玺卿太翁范公令梓汝申病疟，召余诊视。按得心脉微小，肝脉沉涩，肾脉浮弱，肺脉细滑，脾脉沉滑，命门脉微小。余曰：此疟虽始于夏，伤于暑，至秋感风寒而成，理当先解外邪，后化痰滞。然此脉气心血不足，肝气抑遏，肾水不滋，肺气太弱，脾胃两虚，三焦命门真火更弱，此虚疟也。不敢散解消导，只宜补养气血、开胃健脾，其疟自止。公曰：诺。余用沙参一钱，当归一钱，知母七分，甘草五分，白术一钱二分，柴胡八分，陈皮八分，半夏五分，姜引，连服数剂，其疟遂止。七八日后复召余诊，六部俱沉迟，独右尺在有无之间。自云因气而起，又食牛肉汤，以致胸满结塞，饮汤即吐，小腹重坠，痛楚不寐，且汗不止，二便不通。余曰：此脉症有阴寒凝结，故小腹作痛，所以胸膈不开，非大温补不能奏功。询之，有梦泄之候。余曰：正与脉病相应，非阴寒而何？当急用人参、附子、白术、干姜、甘草、肉桂煎服，胃气可安，胸膈可开。如用剥削消导之剂，则恐不效矣。其翁闻此言，深信之。遂鼓舞煎服，连进二剂，胃口顿安，胸膈开豁，肠中作鸣，小便通利，大便欲解。又二剂，减附子，加归、芪，以补中气运行下焦，大便遂通。其翁喜甚，问曰：何以有此力量，即用大热之剂？余曰：有病则病受之，认得真，胆便大，况今岁司天在泉湿土寒水用事，如此脉症，用温补药取效者最众。公赞曰善，命余立案存之。

治吴行可正夫人虚烦元气将脱

少司马①行可吴公正夫人，年七十余，病。延余诊视，心脉细数，肺脉歇至，肝脉结束，脾胃脉虚，两尺脉有无之间。余决之曰：此虚烦之候，元气将脱也。公云：病者因外感伤寒，已经发表两次，不汗。复用羌活、柴胡等药，又用汤婆②二三个安两腋脚下蒸之，始有大汗。今饮食未进，烦热口干，呕哕谵语，命在倾刻③间矣，奈一无所备，请先生明言之，以便备后事也。余笑曰：如翁之言，是外感有余之症无疑矣。依伤寒论之，烦燥，凡呕不眠，当出斑疹之未透也。倘再用解表之剂，仍忌饮食，命即危矣。今之烦燥口渴者，因数日不食，胃气空虚，脾土虚邪克制，肾水不能上升之故，当用六君子汤加麦门冬、枣仁、姜枣为引，受补可即安矣。翁信余之言，煎服，是晚舌遂有津而烦燥顿解，渐进粥食，此后精神旺相，日有起色，不四五日而痊。有医问余曰：烦燥口渴，谵言妄语，何敢用参术也？余曰：若是真外感有余证说谵语，安敢用此？原是内伤不足之证，饥伤胃气虚烦之候，故用前

---

① 少司马：明清时对兵部侍郎之称。
② 汤婆：也称"汤婆子"，即暖壶。
③ 倾刻：顷刻。倾，通"顷"。《集韵·静韵》："倾……通作'顷'。"

药效。医者甚服。世医每以内伤不足之症误认外感有余之候，损其不足，戕人之生甚众。在医家不知者误投药饵，在病家不能自辩，岂不误事？

治范太蒙呓语蹇涩

玺卿太蒙范公，偶病卧榻，急延余诊视。诊得左寸脉细小，右寸脉数滑，左关脉浮取无力，沉取软涩，左关脉浮沉两取俱数滑，左尺脉浮取细数，沉取源源而来，此一身之根也，右尺脉浮沉两取俱数极。望其色，面红而光，问其病之原，呓语蹇涩。众以为中风，家室怆惶，不知为何病，意不可为矣。余曰：太翁素信我也，且不必乱，自有治法。余详六部脉状，心脉细小，属手少阴真心血少，乃平素过于劳心耗散也。肺脉数滑，属手太阴肺经气盛，手阳明大肠有热，气有余便是火也。肝脉浮取无力，属足少阳胆虚，沉取软涩，属足厥阴肝经血少，故心虚胆怯、神昏呓语也。脾胃脉数滑，属手阳明胃经有痰滞，足少阴脾经血少有火，故脾经不能统血，遂有健忘之症也。浮取三焦脉七至，《脉经》云六数七极，此手少阳经热多之候，沉取数大，属命门真火素旺，属足少阳相火之动。论此脉症，非虚候也。经云心火者君火也，相火者龙火也，然此翁素因固守太过，牢关春汛，不放龙飞①，遂游行乎三焦，

---

① 牢关……龙飞：谓节欲太过。

溷扰乎灵台①，以致心神散漫，君主失辅。况命门相火原与心胞络相通，故有此症耳。余意心血虽少，且不宜养心，先清三焦相火以治其标，标火一退，心神自宁，健忘亦可愈矣。法用二陈、坎离②加玄参、玄明粉、沙参、防风、竹茹，姜汁为引，大便润下，痰火随降。复诊脉，三焦相火十减五六，又一剂，其脉尽平。后只以育神化痰为主，总之二陈汤、归脾饮加减，又服六七剂，心神果宁，健忘渐愈矣。如此之症，若以甲子之年不敢用清凉之剂，三焦相火日炽，心君何日得宁？所恃者，此翁根元坚固，精气不衰，有病则病受之，故效验如此。至瘥后，翁语余曰：病甚时似梦非梦，有人榻前以告，曰汝当服清凉之剂，病可愈也云云。与余所用之药若合符节，因而纪之。

治方朋庵夫人恶阻

己卯③仲夏，朋庵方公延余诊夫人脉。先陈病原，云是隔症，廿余日饮汤水即吐，一粒米食亦不能下咽，诸医技穷莫措矣，祈先生诊而决之，以办后事，何如？予细诊六脉浮中沉三法，两寸脉细数，左关脉结束，右关脉雀啄，左尺脉沉而细，右尺脉数大。察此脉状，元气虚弱，胃气虚惫而肝血不足，是病久之而烦燥发热，阴虚之候

① 灵台：心。
② 坎离：坎离丸。
③ 己卯：此指明崇祯十二年（1639）。

成。但见雀啄之脉，当为不起之症，殊不知《脉经》云脾脉见雀啄，主有三个月胎孕。余决之曰：此乃胎气作呕吐，为恶阻病，非隔症也。主人尚未信，而病者亦不知是孕也。予遂作胎气治，法用木瓜、藿香为君，白术、黄芩为臣，归、芎为佐，炒姜为使，服二剂呕吐止，再二服饮食安，又二剂能梳洗矣，至庚辰①年果生一女。如此脉症，若不作胎气治，二命安得存乎？余见有医经止有孕而作经事不通者，或胎以②成而亦作经事不通者，俱概用通经药以通其血，有禀体实者成病，赋质弱者伤生，至此甚多，疾者医家，可不慎乎？

治朱巨源十郎外有暑内有痰滞

巨源朱公，延余视九郎、十郎。九郎十二岁，诊得左手人迎脉浮紧，气口脉沉滑，是外感寒邪，内伤滞气，宜先解表后化滞。十郎九岁，人迎脉虚，气口脉沉滑，是外有暑，内有痰滞。两郎俱身热如炽，按腹内胃口俱微痛。经曰：体若燔炭，汗出即散。九郎宜解表，十郎宜清暑化滞，滞下热即退矣。公曰：有某医说内无滞，若有滞，何先用过下利丸药，所下皆是黄水？余讶曰：大误矣，黄水乃傍③流耳，中间宿滞竟未得下。譬如产妇浆胞先破，浆

---

① 庚辰：此指明崇祯十三年（1640）。
② 以：通"已"。《正字通·人部》："以，与'已'同，毕也，止也。"
③ 傍：同"旁"。《广韵·唐韵》："傍，亦作'旁'。"

尽则干胎难下也。余迈年，止存一子，凡视人子，必竭力为之，但为他医掣肘，坚不肯用化滞药。余又不忍坐视，恐庸医所误，法用温散药一大剂，多加苏叶、葱白煎汤，先薰后浴，胸腹肠间即有声，痰滞亦觉活动，诊气口脉亦稍平。如肯服化滞药，痰滞一通，可即安矣，而他医固执宜补养不宜化滞之说。余又曰：气口脉沉滑，定有痰滞，经曰无滞不作热，无滞不作痛，十郎无表脉，无表证，安得不用化滞药乎？奈公信前医为虚弱症，执性愈坚，余遂叹息而别。越六七日，复召余。先视十郎，气口脉更盛，热仍未退。公云：前医说气虚不能运，故作虚热，非滞痰作热，已服过六味地黄丸、人参逍遥散，更进粥饮，大便犹秘，热亦不解，奈何？余曰：复来召我者，是信我也。如肯服化滞药，不但大便通，痰亦随之下而热即退矣。法用香薷饮加山楂、麦芽，服下一剂，便觉胸胃舒畅，热解十之二三，且待夜间滞痰下与不下，明早再为之计。次早诊气口脉，减一半，宿滞已传送肠中，用牛黄散一服催之。余亲手用蜜汤和灌下。且他往，约亭午①再诊视。如期复去，到堂有前医诊视方出，论邪之所凑，其气必虚，益火之源、壮水之主，以有余之病就不足之理，仍用六味地黄丸、益气逍遥散。又嘱公曰：言滞作热者，世俗之见、不经之谈。如服化滞药，病者即仰视搐搦，成漫脾风

南案

七五

---

① 亭午：正午。

之候矣，还当用补中益气汤。余听之默笑，不与此医辩，然此医明知余用化滞之药，故如此矛盾，冰炭不相入耳。顷间，传出十郎已大便矣，取而视之，粪有升余，其臭殆不可闻，尽是结块痰裹，挑之稠粘不断，非痰滞而何？复诊，气口脉大平，热亦顿消，粥饮甘美，日有起色。如再迟缓，只服补药，痰气填塞，肠胃干涸，热仍不退，日渐煎熬，肌肤销铄，真成虚损，反以用补药为是，良可悲夫！

治王伯詹孙痰滞

伯詹王君，初得孙，五日有惊风症候。诸幼科治疗，云胎惊，举室怆惶，诸医罔效，已置之度外矣。偶延余诊其长公郎脉，便乞余视其孙。哺乳不纳，目瞪无声，有医艾灸，不知痛楚。余将中冲一掐，则微哭。余曰：颇有生机，一药可愈。产母闻之甚喜，如获宝珠。诸幼科默然，意定为不起之候。王君问曰：何以疗之？余曰：曾有朱砂牛黄散，专能下痰。余看此病，是因哺厚乳，痰滞肺胃之间，大小便闭所致。如药笼中简出此散，则有救矣。言未终，婴之外祖诚意伯①刘公至，视其外孙曰：下痰者是，不可作惊，依倪先生法自好。于是诸幼科屏去。余用散药一钱，蜜调灌下。余且就他诊，王君嘱余再视其孙。余复

两都医案

七六

---

① 诚意伯：明初封大臣刘基（即刘伯温）为诚意伯，爵位石溪至明末。

来，王君喜曰：已下许多稠痰，大哭哺乳矣。余庆贺曰：此长命儿也。幸遇刘公①亲信余，兼有对症药，故有机缘如此。才生五日，不曾经验，谁敢下手？产母亦从此安心，不生产后病症，真药用当而通神矣，妙甚！

治吴函三四郎痰滞

中秘②函三吴公，忽然延余视四郎。周岁未弥，诸幼科在堂议用慢脾风消惊之剂，已为不起之候。余诊人迎气口脉俱大，三关纹色紫而湾③，主有面食滞于胃口，夹乳成痰。望其色，目上视，痰在喉中噎塞不下，若不顺气化痰，命在顷刻间也。余安慰公曰：不必怆惶，不可作惊风治，一服散药即安泰矣。公曰：此危急时，谈何容易耶？余曰：一切惊搐之候，因痰而成。今乳面在胃，痰滞一下，惊搐便止。公留余下榻，专托于余，某医另设榻别所。余复望其色，观其中关纹紫曲，是滞痰无疑矣。法用朱砂牛黄散一服，蜜和，余亲灌服，须臾得睡，余亦和衣就枕少寐，以防变症再视，一夜未闻声气。至天明，乳母持所下痰滞如胶，再视之，非昨晚面目矣。后服健脾剂肥儿丸，悉瘥。如此症候，只用一派散风消惊之剂，未免不

① 公：原作"令"，据文义改。

② 中秘：古代中书省和秘书省的合称。

③ 湾：同"弯"，弯曲。白居易《玩止水》："广狭八九丈，湾环有涯涘。"

南案

七七

爆热，以致痰气上升，壅塞咽嗌，致于不救。余单用一下痰药，何却病之速耳？皆因认得真胆便大也。余每见治小儿，遇有搐搦目微上视者，即云慢脾风，遂作脾虚气弱之候，进补益之剂，多致戕生，是医之不察虚实，不敢用下痰之药，认不真胆便小也。加之父母爱子之心，见用补药则喜，用下药则恶。医者无一定之见，不敢担当，疾家不能辩其虚实，误者甚众。总之久病无实，新病无虚，无论未满月孩提以至十二岁童子，治法一同，第用药多寡，量人大小虚实而服之，最为稳当。

治范太蒙痰火

庚辰孟夏廿有七日，玺卿太蒙范公召余诊视。按得六脉数滑，三焦命门更觉浮洪。《脉经》云大则病进，此皆少阳相火之热，乃心胞络三焦之气所为也。多因过用补剂，以动痰火，故见此脉。非玄参、黄柏、知母，不能清三焦降两肾之火；非黄芩、山栀，不能滋化源行屈曲之火；非陈皮、半夏，不能理气化痰。不然火势猖炽，难以抑遏矣。照前方留二剂，灯心、姜引，即煎二头服，二柤①作一剂并煎，嘱毕而别。次日急延余，一时翁痰火上涌，目瞪神昏，气逆痰塞，啮牙破舌。余度昨日之药定未服耳，如服，决不至此耶。有一医诊而议曰：益火之源，

---

① 柤（zhā 渣）：药滓。《广韵·麻韵》："柤，煎药滓。"

壮水之主，引火归原，用六味地黄汤。又疑为中风，用续命汤。余诊六脉，较昨尤甚。翁郎汝申、壻朱巨源意余与某医同议。余曰：道不同不相为谋，已见立方用药大义矣。所云益火之源以消阴翳、壮水之主以镇阳光之理，乃治目眚之大诀也，岂可疗此急症乎？况翁是因服热药所致，非元气脱、阴虚火旺之候也。余极力肩之，仍用前方。翁去年病危，是余治愈，故深信余言，遂煎服，服后即神清气爽。翁询之诸郎，昨病危笃如此，当去矣，何速效乃尔？诸郎曰：幸服倪先生清火下痰之剂。若用引火归源温补之剂，如抱薪救火矣。是晚又召余诊，视其面目浮肿、手臂亦肿，按其脉，肺、胃、三焦痰火稍散动。余问翁前日之剂服否，翁曰：未用。误服他医补药一剂，又被某医所惑，诊我下部有寒，元气虚弱，宜用多参、桂、附、骨脂、茴香取效。因吐冷痰，故信热药为宜，已服过十七八剂矣。阳旺之极，梦遗两次，又精气淫溢不干。余愕然曰：受热药之大害矣。高年脉数，尚且不宜，加之精气漏泄乎？如不釜底抽薪，日渐煎熬，油干灯灭之有待也。人之痰在周身，离经皆冷，其性如水下行，痰因火动，用下焦药大热煎熬肾水，如釜底火急涌上一同，若非平素固守真元，从此则当精涸矣。翁惊醒曰：是今病尚背热而烦，肌肉手足有时怵怵然，肠胃有时刺刺然。翁还疑为虚症也。余曰：乃有余痰火之未尽降也。经云筋惕肉瞤，战栗动摇，皆火之象也。翁曰：痰中有黑色，何也？

此正是肾水煎熬上升耳，更当用清火化痰为要，有病则病受之，且以药治药，况大便燥闭，不妨润下。翁闻之快甚，遂重托于余。余以精神命脉尽付之于翁，潜思一方，法用九转玄明粉、九蒸大黄、陈胆星、牛黄、狗宝，蜜丸龙睛大。余向翁祝曰：既信余，不必问药性优劣、药之贵贱，饵之可保长生。翁曰：前煎既效，此丹必灵。翁既信余，宿疾当瘳矣。健忘之候，客夏至今仅①一年。余每谏曰：翁之健忘，非止心血不足，乃因痰火在心窍所致，非补心丹、归脾汤能疗者。肯服此丹，不但自今之症顿愈，而健忘症从此蠲矣。即用灯心汤吞丹一颗，顷间周身气爽。少时又服一颗，小便长，大便利，继有痰下，元气未损，饮食增加，显然是标症有余矣。翁次日喜动颜色，知余前言不谬。翁意欲再服前丹，余曰：治病不必尽剂，况将古稀之寿，标疾去，恐本元虚也。随进四物四君加二陈调之。再诊脉气，如六七年前本来无病之脉矣，肩臂之热尽退，腿肉怵怵尽止，腹中刺刺亦安，于是精神旺相，饮食倍常，语言的当，一年健忘之事忽然复记。第因病中久坐，腿膝稍弱，肌肤略瘦，余劝止药多食，古云药补不如食补。又劝觅一壮妇饮乳，以人补人、以血补血，早晚需之，此反老还童、祛病延年最妙法也。凡老年阳多阴少，饮阴血以配阳气。悉如余言，一月后耳聪目明，肌肉润

---

① 仅（jìn近）：将近。

泽，寻章摘句，赠余之诗，墨迹之妙，不减少年。《悟真篇》云：竹破须还竹补宜，哺鸡须用卵为之①。草根树皮岂能及乎？人为赤子时，皆赖乳母长成，凡老年弱症，俱当效此而行之，惟阴脏虚寒者不宜耳。纪此案，扶未尽之年一助云尔。

---

① 竹破……用卵为之：语本北宋张伯端《悟真篇》，原作"竹破须将竹补宜，抱鸡当用卵为之"，意即同类相补。

校注后记

《两都医案》，又称《南北医案》，明代倪士奇撰，记录倪氏生平所治验案，"北案"与"南案"，书名以"两都"冠之，北案为倪氏行医燕都（北京）之治效，南案则为其行医南都（南京）之治效。北案所记从其天启元年（1621）北上始，终于崇祯三年（1630），共10年；南案所记从其崇祯三年（1630）南归始，终于崇祯九年（1637），共6年。

一、作者及《两都医案》成书

倪士奇，字复贞，生卒年不可考，文献所载情况亦不详，其生平及《两都医案》之书的情况，只能从《两都医案》中略窥端倪。

《两都医案》自序称"余先祖自宋高宗南渡时，即以岐黄之业鸣京口（今镇江），凡阅三朝而业不迁"，则倪氏业医历宋、元、明三代而不衰。其祖父龙山公"更遇异人授砭石之秘"，其父少龙公则游医淮海间，因医术精良而"一时名卿硕士皆以有道推之"。其后少龙公定居扬州，有三子，长名士英，幼名士彦，均从医而知名。倪士奇为少龙公次子，自幼习儒，原无意于医学，12岁时因偶然的际遇治愈了邻家的伤寒之证，不仅被誉"神手"，更令其父少龙公惊喜。但此时倪士奇仍有意于仕宦，但在龙山公以范仲淹"不为良相，则为良医"语的启发下，走上了从医之路。少龙公去世后，倪士奇在京口行医19年，医名更著。明天启元年（1621），倪氏应大司空王太蒙邀，北上燕都，并曾任武英殿秘书，"出入禁闼，佐宰辅，理阴阳"，10年间医名更著，以至"北之人争跽请之，争交口诵之"。崇祯三年（1630）南归，又在南京行医6年，医名仍旧，"迨其在南也，仍无以异于在北也"。

吴光义序称"吾之知倪君复贞也以医，而其心折复贞也又不仅以其医。复贞，儒者也"，可知其人为仕宦所看重的"儒医"。《两都医案》系倪士奇在南京行医6年后所撰，仅录其在"两都"所治的医案而成，旨在"方不期奇而期于当，语不期文而期于理，庶有少补于斯世"。

在明崇祯刻本《两都医案》诸序中，撰写时间最早的是姚康序，撰于"崇祯甲戌"，即崇祯七年（1634）。撰写最晚的是叶绍颙序，撰于"崇祯辛巳"，即崇祯十四年（1641）。由此可知，《两都医案》成书不晚于明崇祯七年（1634），刊行则不早于明崇祯十四年（1641）。

二、版本及其流传

《中国中医古籍总目》著录《两都医案》有明崇祯刻本，南案与北案俱全，无目录，藏浙江省图书馆；及巢念修抄本，内容仅为南案，有目录，藏上海中医药大学图书馆。

明崇祯刻本《两都医案》有他序 7 篇，其中北案 3 篇，序者依次为何如宠、姚康、傅恪，南案 4 篇，序者依次为方拱乾、吴光义、叶绍颙和韩德。除韩德外，其他 6 人皆可考。何如宠，字康侯，桐城人，明代后期大臣，万历二十六年（1598）进士，官至礼部尚书、武英殿大学士。姚康，字休那，桐城人，明代诸生，何如宠的朋友，崇祯十三年（1640）举贤良方正，不就。明末清兵南下，史可法督师扬州，曾自荐入幕，清初忧郁而死。傅恪，序文署为"傅恪仲执"，自称"荆之鄙人"，"仲执"为其字，明后期人，《遂昌县志》（浙江人民出版社 1996 年版）载其人在天启元年（1621）任江陵知县。又，明后期李维桢有《弈微序》，系为明代围棋国手方子振所著《弈微》作的序文，文中提及"傅仲执"其人，为方子振的朋友。方拱乾，亦为桐城人，字肃之，号坦庵，明崇祯元年（1628）进士，曾任詹事府少詹，清初因江南科场案牵连流放宁古塔，后赦归，有《绝域纪略》。吴光义，明万历三十五年（1607）进士，官至兵部右侍郎。叶绍颙，明天启五年（1625）进士，历官浙江道御史、山西巡按、南京光禄寺卿等。

明崇祯刻本《两都医案》正文每半页 8 行，行 18 字，字体符合明后期刻本的特点。各案相连，无案题。案中凡遇仕宦之称及皇室事务等，皆回行顶格。计有"北案"38条，其中"内痈辩验论"属医论，"治处子发热咳嗽吐血吐痰"属医话，实载医案为36则；"南案"33条，皆为医案。故其书载案共69则。

《中国中医古籍总目》著录《两都医案》有巢念修抄本。按巢念修的祖父即巢崇山，名峻，擅内、外两科，能以刀针手法治肠痈，清同治、光绪年间行医于上海，为孟河医家的代表人物之一，有《玉壶仙馆外科医案》。巢念修之父即巢凤初，继父业而有医名，居沪上，擅长内、外科。《上海中医药杂志》1993年第1期曾载《善治湿温时病的巢凤初》一文，今传有《巢凤初医案》。巢念修世其祖业，亦行医沪上。《两都医案》巢念修抄本藏上海中医药大学图书馆，《上海中医学院中医图书目录》（1980年版）著录为：两都医案，二卷，明·倪士奇（复贞）著，南徐巢念修抄本。按南徐即今镇江，其称"南徐"始于东晋之初，为安置南迁的士族百姓，即所谓"南徐州"，则巢念修为镇江人。倪士奇《两都医案》自序称"余先祖自宋高宗南渡时，即以岐黄之业鸣京口"，"京口"即今之镇江，因此巢与倪虽时代不同，却有"乡谊"。按两都医案有"南案""北案"之别，巢念修何以只抄"南案"而不及"北案"，尚待考察。又巢念修行医沪上，其所抄《两都医案》最终归藏上海中医药大学图书馆，亦属落叶归根。

巢念修抄本《两都医案》正文前有"南都医案目次"，下书小字"念修增编便检"六字。目录后有方拱乾、吴光义二序。正文凡 65 页，每半页 8 行，行 18 字，行书。前半页末行书"两都医案　南案"六字及页码之次。载案 33 则，各案正文无题，但与巢念修所增"南都医案目次"依次对应。需要注意的是，巢念修抄本所载案数与崇祯刻本同，但次序有异，如崇祯刻本第 27 案，在巢念修抄本中为第 3 案。崇祯刻本第 3 案，在巢念修抄本则为第 10 案。巢念修既抄录其书，为何只抄南案而不及北案，以及南案之次序亦与崇祯刻本不同，是否别有所据，尚待探讨。

从医学书目的著录看，《上海中医学院中医图书目录》（1980 年版）与《全国中医图书联合目录》（1991 年版）仅著录"巢念修抄本"，《中国医籍通考》（上海中医学院出版社 1994 年版）始著录"明崇祯刻本"。《中国中医古籍总目》（上海辞书出版社 2007 年版）则著录二本：明崇祯刻本，藏浙江省图书馆；巢念修抄本，藏上海中医药大学图书馆。可知刻本虽早，发现并著于目录却晚。

三、内容及特色

《两都医案》"北案"38 条，其中"内痈辩验论"属医论，"治处子发热咳嗽吐血吐痰"属医话，实载医案为 36 则；"南案"33 条，皆为医案。故其书载案共 69 则。

所涉病种有痰厥、喉痈、下痢、中暑、泄泻、便血、腰痛、中风、伤风、难产、伤寒、外感、阳痿、滑精等。其中有笼统之名的，如泄泻，也有具体之证的，如肾泄。诊察能详究病机、辨别疑难，治疗则因病施方、针药并用，有一定学术特色与临床参考价值。在今人所编的《古今名医临证金鉴》（中国中医药出版社 1999 年版）、《中国古今医案类编》（中国建材工业出版社 2001 年版）等书中，对《两都医案》中的个案均有所收录，如"治林清海阳痿"见于《古今名医临证金鉴》，"黄四长足疾"见于《中国古今医案类编》，等等。《中医名言大辞典》（中原农民出版社 1991 年版）也收录了《两都医案》中的医论数条。

倪士奇重视脉诊。在"治洪半石舌下起泡"中，不过一"舌下起泡"，倪士奇仍"诊得左寸沉微，左关微涩，左尺浮而无力，右寸浮洪，右关数大，右尺弱软"，并认为"按六脉，乃心火有余，肾水不足，肺金燥热，肝木气旺，脾土积热，命门真火太虚故也"，可见其精于脉诊的临证特点。在本书诸案中，诊脉始终是倪士奇判断病证、确定治法、制定方药的重要依据。

倪士奇善于用药，也精于针灸，并有独到的针法和技术。对于内痈，他认为"此病若不用针砭，犹扃中而藏贼也，祸更深矣非针砭决不能痊"，于是"用银针刺之，脓随针出，约有碗余"，系借针排脓。

总体而言，《两都医案》是一部卓有特色的医案专书，虽篇幅不多，但案皆精选，并有特色。正如余瀛鳌先生所言：书中案例，首重脉诊；病证多样，治有良效；编撰形式，不拘一格；诊疗特点，圆机活法。

总 书 目

I

本　草

淑景堂改订注释寒热温平药性赋

方　书

医便

卫生编

袖珍方

仁术便览

古方汇精

圣济总录

众妙仙方

李氏医鉴

医方丛话

医方约说

医方便览

乾坤生意

悬袖便方

救急易方

程氏释方

集古良方

摄生总论

摄生秘剖

辨症良方

活人心法（朱权）

卫生家宝方

见心斋药录

寿世简便集

医方大成论

医方考绳愆

鸡峰普济方

饲鹤亭集方

临症经验方

思济堂方书

济世碎金方

揣摩有得集

亟斋急应奇方

乾坤生意秘韫

简易普济良方

内外验方秘传

名方类证医书大全

新编南北经验医方大成

临证综合

医级

医悟

丹台玉案

玉机辨症

古今医诗

本草权度

弄丸心法

医林绳墨

医学碎金

医学粹精

医宗备要

医宗宝镜

医宗撮精

医经小学

医垒元戎

证治要义

松厓医径

扁鹊心书